真故

TRUMANSTORY

真实打动世界

少年抑郁症

来自17个家庭的真实案例

真实故事计划 编

台海出版社

图书在版编目（CIP）数据

少年抑郁症 / 真实故事计划编 . — 北京 ：台海出版社，2021.12（2023.5 重印）
ISBN 978-7-5168-3061-1

Ⅰ. ①少… Ⅱ. ①真… Ⅲ. ①青少年－抑郁症－诊疗 Ⅳ. ① R749.4

中国版本图书馆 CIP 数据核字 (2021) 第 195805 号

少年抑郁症

编　者：真实故事计划

出 版 人：蔡　旭
责任编辑：王　萍　　特约编辑：果旭军
封面设计：曾　杏　　策划编辑：侯言言
内文设计：曾　杏　　版式设计：曾　杏

出版发行：台海出版社
地　址：北京市东城区景山东街 20 号　　邮政编码：100009
电　话：010-64041652（发行、邮购）
传　真：010-84045799（总编室）
网　址：www.taimeng.org.cn/thcbs/default.htm
E - mail：thcbs@126.com

经　销：全国各地新华书店
印　刷：北京中科印刷有限公司
本书如有破损、缺页、装订错误，请与本社联系调换
开　本：880 毫米 ×1230 毫米　1/32
字　数：200 千字　　印　张：8.5
版　次：2021 年 12 月第 1 版　　印　次：2023 年 5 月第 5 次印刷
书　号：ISBN 978-7-5168-3061-1

定　价：56.00 元

序言
我们的孩子怎么了？

提到“少年”一词，人们往往会联想到“青春、阳光和美好”，却往往忽略了藏在背后的隐秘与苦痛。

《中国国民心理健康发展报告（2019～2020）》显示，青少年的抑郁检出率为24.6%。

随着我国经济的高速发展，整个社会压力急剧增加并且整体从家庭向孩子不断下移。我2007年进入北京回龙观医院临床心理科工作时，患者大多还是患各种神经症和抑郁症的成年人。到如今的这十多年间，门诊和住院病房中抑郁和情绪不稳的青少年越来越多。

青少年正处于从儿童到成人的过渡阶段，体内激素水平的变化、自我意识的急剧发展以及学业等各方面的压力，本身就容易诱发情绪的巨大波动。再加上很多父母被社会的竞争压力所裹挟，对孩子的教育日益功利化，缺少温情和包容。因为评价标准单一，功利性教育会让孩子产生更多自我批评，而这种自我攻击恰恰就是青少年抑郁的核心影响因素。

被忽视或被言语和躯体暴力对待的孩子，在生命早年就已经备受创伤，再过早地开始进入成人化的竞争和“内卷”中，这只会不断加重他们的自我否定和无价值感，让他们更加敏感和自卑。

孩子精神压力的临界点一旦被压垮，就会精神崩溃，出现异常，而抑郁则是其中最重要的表现之一。

青少年抑郁症的病因主要包括 4 个方面：1. 遗传因素；2. 家庭因素；3. 社会因素；4. 应激事件。其中，家庭因素是导致青少年罹患抑郁症的重要因素，因为在同样的社会环境中，缺少家庭支持的孩子更容易受到应激事件的影响。

对家庭关系的研究表明：青少年抑郁症与父母婚姻关系破裂之间存在明显关系，女孩较男孩更容易受父母离异的困扰而出现抑郁症。

关于教养方式的研究表明：父母严厉惩罚、过度干涉和保护将导致或加重青少年的抑郁症状，而给以更多的关注理解和情感上的温暖，将能减轻青少年的抑郁症状或减少患病的概率。

一个孩子长大成人，要经历好几个阶段。而每一个阶段，都有要完成的心理发展主题。

脆弱无助的婴儿期，需要建立基本的安全感。婴儿完全依赖于照料者提供的良好环境，才能健康长大，而父母作为照料者，本身也是孩子成长环境很重要的一部分。

母亲可以说是婴儿的全部世界。如果婴儿的母亲情绪温和稳定，全心地关注、关心婴儿，对他的需求很敏感，婴儿的每次哭泣都能得到母亲的回应，那么婴儿感受到的世界就是温暖的、安全的、可信赖的。因为只要他需要，就会有人来关心、帮助他，他也会觉得自己的任何感受都是合理的，可被接纳的。这样的孩子长大后会自信且待人友好，做事有自己的内在标准，不会为了得到肯定而去刻意迎合外界。

如果母亲情绪不稳，抑郁、冷漠或以自我为中心，对婴儿的哭声不耐烦，不能及时回应甚至还会责骂婴儿，这都会让婴儿感到无助，感到没有人关心在意他，就会使得他们不理解、不接纳自己的感受和情绪，会对自己的需求感到内疚，也很难去信任别人。这个简单的母婴互动例子，足以证明父母与孩子互动的方式对孩子的身心健康有多么重要的影响，而孩子的每一个成长阶段都同样重要。

在学步期，孩子需要获得自由探索世界的自主感和胜任感，母亲是否能够在保证孩子安全的前提下放手和给予鼓励；在俄狄浦斯期，孩子需要建立自我认同和规则意识，母亲能否适度退出并引入父亲的引导和参与；在有弟弟妹妹时，父母能否依然关心大孩子的需求；在之后的学龄期和青春期，父母能否持续对孩子的情绪给予关注，帮助其答疑解惑，克服困难，能够做到给予足够支持的同时又不过度控制。

一个孩子的健康成长，父母既要随时在身边关怀、帮助和支持他，又需要给他足够的自由去探索，给她自主决定的空间，让他能够成为自己。这是一个既简单又复杂的过程。

每个孩子天生就有学习和成长的内在动力，如果父母本身性格稳定，温和可靠，对孩子宽松包容，只要能顺应孩子 60% 的需求，孩子就能在自身动力的驱动下健康长大。而那些性格暴躁、容易焦虑或本身就有人际交往困难的父母，很难给孩子一个安全、稳定、温暖、包容的环境，他们还会把自己的焦虑和愤怒转移到孩子身上，对孩子要么忽视，要么过度控制，要么责骂、殴打。在这种环境长大的孩子很容易出现性格缺陷或心理问题，而这些问题会对他们未来的人际交往造成阻碍，进一步加重他们的困境和痛苦。用恰当的方式抚养孩子对于他们来说是件困难和复杂的事情。他们不是不爱孩子，而是很难超越自身的局限。如果他们愿意通过心理咨询或其他方式获得人格的改善和成长，将会给孩子带来更好的家庭环境。

其实抑郁症只是一种精神疾病，就跟我们平时听说的心脏病、高血压等病一样，需要接受正规的治疗，而且我们一直倡导的就是早发现早治疗，这个病越拖越难治。

因为对抑郁症的病耻感，患者很可能不愿意就医，患者家属也很难接受，因而拖延治疗，加重病情；对抑郁症的污名化很容易导致周围人对患者造成二次伤害，从而酿成悲剧。

这样的例子在本书的故事中随处可见，比比皆是。

说了这么多，我相信大家会跟我有同感，我们需要这本《少年抑郁症》。这本书没有晦涩难懂的专业知识，而是通过患者及其家人的故事，让大家看到抑郁症患者的真实世界是什么样的。每个故事后面我都做了一些简单的科普性表述，都比较通俗易懂，也是为了让更多的人能够认识、了解这个病症。

大家总说孩子是我们的未来，但是如今，我们的很多孩子真的不快乐。孩子们在患病过程中因为自己或家人的病耻感，得不到及时治疗，得不到理解和帮助，痛苦找不到出口，只能在黑暗中艰难挣扎。

本书中的孩子都是最终努力走出黑暗的人，所以，他们的声音更应该被听见。

别再问孩子怎么了，而是我们怎么了。

希望未来这本书能够被更多人看到，能让更多的人了解抑郁症到底是怎么回事，孩子在什么样的成长环境下会增加罹患抑郁症的概率，作为父母应该如何跟孩子相处，孩子患抑郁症之后该怎么办，父母该怎么办，等等。也希望未来能有更多的人在自己力所能及的范围内去帮助患者。我所希望的，其实远不止这些，也不是单靠一本书就能实现的。

这本《少年抑郁症》如果可以作为一个起点，借此星火燎原，帮助到更多的人，也就不辜负我们作为医者的初心了。

于宏华

原北京回龙观医院临床心理科 主治医师

目 录

Contents

绪　章
躲在房间的孩子，敲不开门的父母

世界卫生组织的调查数据显示，所有精神卫生疾患中，抑郁症是青少年疾病和残疾的主要原因之一。

在国内，心理健康蓝皮书《中国国民心理健康发展报告（2019～2020）》显示，青少年的抑郁检出率为24.6%。也就是说几乎每5个孩子中就有一个可能抑郁。

但“青少年抑郁症”依然没有得到广泛的重视与讨论。和成人抑郁症患者不同，孩子们与社会连接微弱，难以有效求助，甚至无法意识到自己身上究竟发生了什么。他们的痛苦隐没在学校和家庭的方寸之地，无声地蔓延。

01
孩子厌学崩溃
父母后悔不迭

对初一学生孟秀来说，等待考试排名，就像等待一场判决。

上学期，孟秀的成绩是全班第一名。一直以来，他是班里学习最好的孩子，也是最听话的孩子，老师喜欢他，爸爸妈妈也视他为骄傲。至于“学习压力”，那原本就平等地落在每个学生头上，不管怎样，他一直都是第一名。

孟秀说不清自己身上究竟发生了什么，他的痛苦几乎侵入了他身体的每一寸。可无论他如何尝试倾诉，换来的都只是劝慰和鼓励。只有他自己知道，他的压力，早已经越过了能够承受的极限。

在学校里的每一天都是折磨！

孟秀就读于全市最好的初中，这所学校奉行应试教育：学生们每天、每周、每个月都要考试。而每逢考试，他就紧张得心跳加速、头晕，脑袋里只剩下一个念头：自己写的答案全错。

说出那句“不想上学”，是孟秀最艰难的决定。那天是父亲的生日，恰好也是妇女节，母亲买了蛋糕，炒了两个菜，想给儿子一个温馨的夜晚。孟秀放松下来，准备和父母讲讲心里话。他告诉父母，他很怕考试，这已经让他难受到无法上学了。他记得父母当时坐在自己的对面，他们哄着自己说：“你是学生，你的任务就是学习。”

那晚，班主任竟被父母请了过来，在老师的威严面前，除了点头，孟秀做不出其他动作。在他的理解里，班主任一条一条地列出上学的必要性，背后隐藏着一个不可更改的答案：孟秀必须上学。

“他们觉得一切似乎只是学习的问题，他们只在乎学习。”孟秀说。他觉得，家长和老师其实根本没明白他的感受。他们都觉得他是学习压力大，或者稍稍理解，他的压力比其他人都大，但是他们不懂，其实他根本就是在深渊里。

孟秀妈妈记得，初一开学不久，儿子几次在家里大哭，说心里烦得很。可每次发泄完压力，他又会默默地拿起书本开始学习，成绩从未下滑过。这让妈妈觉得很心疼，想方设法带他下馆子、看电影、唱KTV，“怎么也要帮他减轻点压力”。可对孟秀来说，很多压力就是来自妈妈。

他随口说出一段回忆，小升初考试结束后，妈妈带着他逛商场。本意是想让他放松，可当妈妈刷朋友圈的时候，看到别的家长已经晒出来孩子录取的喜报，而他还没有，妈妈以为他没考中，于是在商场里面突然发火，当着路人的面踢他："别人都考上了，为什么你没考上？你是不是都在假努力？"其实，他考了一个很优异的成绩，两千人中，他排在前几名。

第二天早上，孟秀走出房门，在沙发上静静地坐着。父母远远地看着他，不敢吭声，似乎在等待他的决定。一瞬间，这个 14 岁的男孩大哭着跑回房间，又从房间里走出来，告诉父母："我上学去了。"说完，他突然穿着拖鞋冲出家门，快速爬到六楼楼道的窗台上，作势要往下跳。妈妈死死抓住儿子，语无伦次地喊他："妈妈同意你休学了，你先休学吧。"而孟秀的爸爸则冷眼站在一边，说出口的都是嘲讽："他是故意的，就让他跳。"一直到后来，爸爸都没能理解，要说学生苦，哪个学生不苦，怎么偏偏自己的儿子遇到困难就往回缩。

两段生活，一段是白昼，一段是黑夜，一段充满希望，一段是无边的绝望。这其中是每一个抑郁症患者的家长无法接受、耿耿于怀的落差。而切开两段生活的那个瞬间，听起来无比残酷，却总是那样毫无征兆地到来。

当抑郁症落在未成年人身上，孩子和父母都将面临少有人知的处境。

在我们接触的多个抑郁症患者的家庭中，父母大都后悔不迭：为什么当初完全没有捕捉到孩子的求助信号？他们尝试描述一些模糊的"征兆"，却都和"学业压力""青春叛逆"这些平常词汇搅杂在一起，无从分辨，无法拾起。

郭彤妈妈反复回忆的“那一天”，开始于一个从学校打到她手机上的电话，老师说，郭彤在学校身体不舒服，让她赶紧来接女儿。老师正说着，女儿就自己拿过电话，亲口说：“我心里真的很难受，很难受，很难受。”听到这句话时，郭彤妈妈正在开车。她把车停在路边，从脚尖到手指，她突然不能动了，一种非常不好的预感兜头笼罩过来。

这个电话打过来的前两周，郭彤几次在家里哭闹，要求父母送自己去看心理医生。他们去了本市一所精神咨询诊所。在走廊里，郭彤妈妈呆呆地坐着，听见一墙之隔的屋子里女儿大哭的声音，隐约听到女儿在说，她想自杀。咨询师告诉郭彤的父母，孩子情况很危险，建议送到精神专科医院就诊。

那天晚上，郭彤被医院确诊为“重度抑郁”，医生建议她住院六周。当时，郭彤的父母已经震惊得没了感觉，他们不了解什么是“重度抑郁”，但他们坚决无法接受孩子近两个月不上课——“天要塌了”。

在他们对抑郁症模糊的了解里，封闭加上远离人群，病只会越来越重，何况还有最重要的前途……最后，他们给孩子拿了一盒抗抑郁的药——“舍曲林”，哄着她休息两周，随后返校。他们以为，或者说，他们祈祷着，在药物和同学陪伴的帮助下，女儿会好起来。她没想到，才刚刚返校，女儿就在电话里告诉她，真的坚持不了了。

郭彤见到女儿的那一刻，看着女儿绝望的样子，她明白女儿说的是真的，于是带她回了家。

在陪伴女儿的日子里，郭彤妈妈一直在想为什么会走到这一天。不是没有线索，每一个画面都在事后才清晰起来：女儿一直抗拒上学。上初二以后，女儿曾在穿过马路时，说出自己不想上学的愿望。望着马路对面的校门，郭彤妈妈一口回绝。女儿眼圈变红了，却不再回嘴。随后，哪怕是对于本该是休闲放松的事情，女儿也失去了积极性。比如，女儿原来十分期待每个周末的羽毛球课。可后来有几次，临上课前，她帮郭彤梳起辫子时，女儿的表情总是会无端变得失落，并央求自己取消羽毛球课。郭彤妈妈对此非常气恼，她摸不着头脑，但也只能顺着女儿。她劝自己说，这个年龄的女儿青春叛逆，心里藏事，父母应当尊重，给空间，不多问。

郭彤的诊断结果显示她已经拖延至重度抑郁。原来那种痛苦早已超过这个孩子的身心极限，但她就这样沉默着坚持了很久。她发出的每一个信号，爸爸妈妈都没接收到。想到这一点，郭彤的妈妈总会心如刀绞。

“他人即地狱”，这句话道出了抑郁症患者最大的生存困境：误解和偏见。也正如伯顿所说：“所有这些疯狂皆源于我们自己，但最能使我们遭受重创的还是他人。”抑郁症患者的康复依赖于周围世界的温度。

瑞莎第一次被诊断出抑郁症，是同学陪着她去的医院。去之前，瑞莎曾经恳求父母给自己联系心理咨询师，她已经痛苦了很久很久，总是感到恐惧，却不知来由。父母的回应却都是：小小年纪看什么咨询师？

那天，瑞莎拿到了那一纸诊断：她得了抑郁症。这个事实，是同学的家长打电话告诉瑞莎父母的——瑞莎那时已经不信任父母了。

在瑞莎确诊“重度抑郁、轻度焦虑”一周后，瑞莎妈妈也一直在纠结，自己究竟做错了什么，使得女儿患上了抑郁症？女儿该怎么办？要不要继续上学？直到另一位学生家长给自己打来电话，对方在自己孩子的微信聊天记录里看到，瑞莎频繁在学校里哭，一直哭。瑞莎妈妈说，那一刻像是“当头棒喝”，她那时才意识到女儿比自己想象的还要痛苦。

当天晚上，她问瑞莎：你想要休学吗？瑞莎马上回答：是的。

02
孩子离校休学后陷入迷茫

瑞莎以为离开学校自己会逐渐好转，却渐渐发现，其实只是陷入了另一种困境——稍稍松弛的痛苦和更加深刻的迷茫。“不知道该去向何方。”

之前，瑞莎习惯在情绪失控时用小刀割伤上臂、小腿，然后装作无事发生地放下衣袖，仿佛这样就变回了正常人。住进精神专科病房后，刀具是不被允许带的，正规治疗也缓和了瑞莎的焦虑情绪。身体上的伤痕渐渐褪去，心里的伤却越来越深。她发现，最无法面对的，是她自己是个病人这个事实本身。

有一次，电休克治疗之前，瑞莎逃了。不是怕疼，她无法接受这种叫作“精神治疗”的手段：我难道是精神病人吗？尤其是，精神渐渐稳定下来，她不得不承认：抑郁症已经慢慢将她脱离了同龄人的轨道。别人都在向前走，而她只能在原地看着他们。曾经，朋友想要到医院看望瑞莎，瑞莎回复说：“那你帮我带把刀来。”那位朋友最终没有前来看望。

住院半个月的时候，有个朋友来看瑞莎，她当时刚完成镇定药剂的注射，有些站不稳，被护工搀扶着走回病房，正巧被朋友看到。瑞莎说，她一下子就烦躁起来，刚注射的药剂也压不住。后来瑞莎知道，这种感觉叫作“病耻感”，是生病的一部分，她必须学会接受。尽管心里翻江倒海，但瑞莎尽力维持着脸上的微笑，像从前那样和朋友寒暄，谢谢朋友给她带的课堂笔记。

瑞莎就读于全国前十名的国际高中，上一届，有近三十位同学拿到了牛津、剑桥的入学邀请。本来，她想着只要跟上大家的步伐，别被丢下，就自然有一个不错的未来。可随着状态不受控地滑坡（最初瑞莎不知道自己是得了病），她渐渐无法集中注意力，但被关乎前途的忧虑逼着，再怎么痛苦，她也没真的撂挑子。

即使在病房里，瑞莎也天天做题，看笔记，只要情绪稍稍平静，她就会拿起书本。一个疗程过后，瑞莎出院了，正好有一场阶段性的大考，她主动要求回学校考试。这一次，学校为她开设了一间单人考场，心理老师坐在她旁边看着她写完试卷。成绩出来了，瑞莎仍然退步了很多，她已经尽了最大的努力，以前的分数却仿佛回不来了。

原本，所有人在一条求学轨道中齐行并进，可那些患有抑郁症的青少年，在痛苦超过了身体极限之后，只能慢慢从原有的位置离开，离开熟悉的集体生活。无法选择，只能消失。那之后，瑞莎从所有同学的朋友圈里隐身了，但也一直关注着他们的动态。

休学一年后，瑞莎看到一个同学在朋友圈抱怨某所国外知名高校的申请流程过于烦琐。那位同学讽刺道：在申请计划里，这所大学只能当保底的，为什么要搞出这么多破事？“保底”两个字深深刺痛了瑞莎，好不容易维持的平静在那一刻彻底崩溃了。

青少年抑郁援助者邹峰在采访中说，这种“被抛离”的迷茫，是悬在所有抑郁症孩子头上的一把剑。每个抑郁症患儿家长都担心孩子的未来，可家长往往不知道，孩子自己其实更担心，只是不想说，不敢说。

2019 年，邹峰参与组织了一次青少年抑郁群体亲子营活动。孩子依次自我介绍，一个女孩微笑着宣布，自己将在 20 岁生日那天自杀。邹峰当场愣住，不知道该如何接话。另外两位孩子接过话筒，附和着说自己也有同样的计划，只不过没有确定到具体哪一天。

当时邹峰问女孩：如果在 20 岁之前，有一个特别优秀的男孩追求你，你会改变你的计划吗？女孩回答，他们追求是他们的事情，我自杀是我的事情。邹峰一句话也说不出来。但他一直记得这个女孩。直到女孩 20 岁生日的那一天，邹峰看到女孩在群里自嘲：我还是下不去手。

后来，邹峰慢慢了解到，女孩说想要自杀，恐怕是因为她以为只有自杀，才可以解决对未来的恐惧——父母都是高知，她却休学数年。关于未来，她已经没有别的答案可找。

在三年的心理援助经历中，邹峰感受到，病中的孩子急切地需要一个容许自己正常生活的环境。在现实世界，孩子们始终在寻找着那间屋子。然而，对很多孩子来说，总是不知道那间屋子在哪里。

休学后，孟秀一度处于低能量状态。那时，他总是紧闭着卧室房门，仅在去厕所和取餐时才会走出自己的小世界。暴露在卧室之外时，他极力避开父母，因为害怕看到他们满脸同情，更害怕在他们的眼睛里看到不堪的自己。

他买了一大瓶叫作“白苔”的香水，味道像雨后的青苔。他找到了唯一让自己稍微舒服的方式：只需要躺在床上吸一吸鼻子，就能感受到大自然的清新。

在一年多的独居生活中，孟秀把微信通讯录中的同学逐一删去，不顾白天黑夜地不停刷美剧，希望能把大脑放空，什么都不必想。

但他还是本能地做着严肃思考，他衡量过应试教育这个体制，他的结论是：对于社会而言，这个体制是相对公平而低成本的，甚至是高效的，但副作用是给予个体的压力过大。他劝自己不要把所有问题怪罪给外界，自己也要学着改变，学会抗压。

一度，孟秀尝试从卧室走出来，并提出要读一年初三，然后去参加中考。母亲得知后欣喜若狂。可是复学前两天，压力就排山倒海般回弹，熟悉的痛苦和恐惧再次袭来。孟秀不愿放弃，还是坚持上了两天学。他说，那两天，他连吃早饭时都在思考要不要活下去。

第三天，孟秀彻底放弃了。

03
父母被孩子的抑郁症拉入深渊

几位抑郁症孩子的妈妈都觉得，即使搜索所有的经验，她们还是无法完全共情孩子，她们不知道孩子为什么会那么痛苦，也不能理解孩子为什么会陷在莫名的东西里难以自拔，总想着“做点儿什么”，让那个会笑、知上进、懂生活的孩子回来。可所有的努力，在短时间内（以年计），几乎注定像投进深渊里的石头，没有回响。而往往她们用力过猛，又会反过来伤害到孩子。

很多家庭在这种恶性循环里搏斗、消磨，最终，父母和孩子一起坠入一种无能为力的状态——孩子连命都不要了，我还能拗过他吗？

孟秀休学后，每天把自己关在房间里，看上去毫无生气。正好有个亲戚说孩子可能中了邪，要不要试试做一场法事，孟秀妈妈病急乱投医，就同意了。

那时候她自己身体也很差，就找了一个给自己祈福的理由，带着儿子去拜庙。车开到庙门口，法师招呼儿子进庙里接受仪式，孟秀突然意识到发生了什么。他跳下车，朝着来时的方向狂奔，完全不顾身旁车辆飞驰。

几个小时后，孟秀妈妈才追上孩子。孩子的情绪骤然爆发，大喊大叫。那天之后，孟秀对父母彻底没了信任，他把自己卧室的门关了一年多，这一次父母说什么都没用了。

儿子生病的第五个月，孟秀妈妈也确诊了双相情感障碍。医生建议她住院，但她只拿了药。因为丈夫一直不肯接受儿子生病这件事，她无论如何也不放心把儿子单独留给丈夫照顾。母子俩每天的日常就是，妈妈回家做好晚饭，端到客厅，又躲到自己的房间，不多时，孟秀会悄悄出来，把饭端回自己房间，客厅里永远一片寂静。

此前，在单位里，孟秀妈妈和几个同事闲聊，提及有个朋友圈里公认的“出息孩子”得了抑郁症，那孩子在香港大学读书。有人叹气，考上那么好的大学有什么用，一辈子还不是废了。更多人附和，是啊！这辈子都废了。后来，自己的儿子也出现了抑郁症状，孟秀妈妈没和任何同事说。每当难过的时候，她会找个没人的地方，有时拿手机反复往自己脸上砸，有时用指甲使劲掐自己的胳膊，留下一道一道伤痕。

郭彤妈妈把女儿从学校接回来那天，女儿一下子倒在床上，背对着自己看起了手机。帮女儿关上房门后，郭彤妈妈悄悄趴在门上偷听，发现她刚出去，女儿在房间里一会儿坐起来，一会儿躺下，不知道在做什么。但她一进去女儿就又不动弹了。

郭彤妈妈忍不住质问女儿："你到底有没有病？"郭彤情绪一下子爆发，她走到客厅里，开始历数父母从小对自己的伤害，情绪渐渐失控。当天晚上，女儿冲出家门，坐在楼道里的窗台上，牢牢盯着地面，像是在考虑要不要跳下去。想办法把女儿劝回来后，郭彤妈妈再也不敢提上学的事。

女儿不上学以后，郭彤妈妈这么形容她的感受："天都塌了。"

女儿在家的第一个月，郭彤妈妈一直盯着班级大小群的各种消息，包括哪个孩子被老师提醒穿校服，她都记得。随后，新冠肺炎疫情暴发，郭彤妈妈每天按照群里的要求打印讲义、作业，到女儿房间外一板一眼告知她网课安排。在她固执的思维里，女儿还是像一个普通学生那样在生活。无奈房间里始终没有回音。为了寻求帮助，郭彤妈妈加入了一个由家长组成的线上微信社群，很快成为群主。她发现，群里的近 500 名家长每天发上千条信息，全都在历数孩子的"不正常"：孩子不做作业，日夜颠倒，不洗澡，不出门……他以后怎么办？这些都没有人能够给出回答。

一个工作日的下午，郭彤妈妈忍不住推开女儿房门，发现女儿正在睡觉。她质问女儿为什么不上网课，女儿说自己头痛。她想戳穿女儿，于是让她穿戴好准备开车去医院，她期待女儿半路上能给自己解释一下，但女儿一句话都没说。最终，她没等来那句解释，也没有真的去医院，一路沉默，只能掉头回家。

瑞莎躲在自己的空间里两年多，她感觉自己在一个无尽黑暗的地方，她需要紧紧抓住什么理由，好让自己活下去。比如，一件网上淘的裙子尾款还没付，她告诉自己裙子到货之前不能死。裙子到货后，她给自己化了妆，染了头发。她说，那一刻的自己是崭新的，这个念头如同一道亮光照进黑暗中，让她有了活下去的动力。但在大多数时候，她的情绪还是只能通过割伤自己才能释放。

她一直极力寻找让自己感觉快乐的事情，写日记、画画、做公众号，这些事情成为她的生活里也许会顷刻熄灭但毕竟存在的微小光芒。在朋友圈看到同学纷纷晒出入学通知之后，瑞莎决定一边吃药，一边在父亲的陪同下出国读预科。如果顺利，一年以后就能拿到大学的入学申请。走出房间，回归所谓的“正常”生活，究竟是什么样子的？瑞莎和父亲都无法预料，毕竟离开太久了。她对此有期待，却因陌生而恐惧。

某天，瑞莎的父亲听见女儿在电话里让自己赶紧回家，到家后，他看到家里的碗碟碎了一地，原来是新环境再次带给瑞莎痛苦和压力。看女儿这样，父亲难过，又感到释然，他明白这也是女儿释放痛苦情绪的一种方式。事后，瑞莎父亲独自去附近的树林里散步，让心情平静下来，回到家里，他只让女儿看到他的笑脸。

作为唯一一个确诊过抑郁症的学生，瑞莎成了全班的焦点。在学校，几乎每个月她都要被叫出教室，去心理咨询室做辅导。她的每一个讯号，比如趴在桌子上几分钟，都会被老师和同学解读为某种危险征兆。为了不被当作一个病人，瑞莎开始学着开朗、健谈，避免流露低落情绪。在日记里，她把这种感觉描述为“挤在人群之中，被人推着走”。

瑞莎的专业是心理学。预科末尾，有一个长篇论文作业。瑞莎撰写的《在中国，抑郁症病人受到哪些歧视》获得了满分。查到分数的那一刻，瑞莎感到久违的快乐，可她还是会在反复通读全文后，觉得自己的文章不够格。虽然自我否定的习惯一时难以抹去，但比起从前，她确信自己已经不一样了。

2020 年 12 月，瑞莎拿到了大学的正式入学通知。

孟秀不时梳理着自己“向前走”的阻碍。在不上学的日子里，他尝试学编程、视频剪辑、日语和绘画，努力想让自己成长得快一些。他说，自己的第一个困难是很久没有回到学校，难免会有不舒适的感受。另一个困难是父亲虽然也照顾着自己，但他至今不能接纳自己的孩子患有抑郁症。

父亲的脾气并不火爆，通常会把所有怒气压缩成嘲讽。可在孟秀的记忆里，父亲总是会重复一个观点：自己同事天天打孩子，那个孩子都没出现问题，孟秀为什么就会出现问题呢？孟秀告诉他，自己和他同事家的小孩不一样，每个家庭的情况也不尽相同。每次说到这一点，父亲总是试图终止话题。

从去年下半年开始，孟秀学着不再关注父亲的反应。他决定再一次改变自己，试着去接纳这样的父亲，接纳父亲无论如何也不接纳他患病的事实。只有这样想，他才能说服自己平静下来。

在收拾女儿的房间时，瑞莎妈妈发现女儿在一本名为《活下去的理由》的书中做了大量标注。女儿画选了和作者共有的症状，在作者列举出的书单和音乐下方，她也一一注明自己的兴奋，似乎每一次被书中的观点吸引，都给了自己希望。

那时，瑞莎已经就读于一所环境相对宽松的私立学校。母亲本以为自己已经很懂孩子了，但在那一刻，她发现女儿在病中走过的路远比自己想象的艰难。同样，隔着校门口的伸缩门，郭彤妈妈也看到了女儿的另一面。

从开学第一天起，郭彤每天给母亲打电话至少一次，每次至少一小时。对郭彤来说，这所国际高中充满挑战，她时常失去信心，隔着听筒流泪。有一次，学校保安破例打开校门，郭彤一下子冲进母亲怀里。

还有一次，郭彤一定要请父母吃午饭，转身去食堂打包外卖。郭彤妈妈站在门口，从人群里看到女儿的肩膀上，似乎同时绑着几件外套，这是流行的穿法，但又显得潦草。女儿拿着打包好的食物走出食堂门口，在人群里四处张望，搜寻着父母的身影。郭彤妈妈一阵心酸，之前觉得女儿在家里总和自己作对，此刻才意识到她也一直在被迫成长。女儿把饭给他们之后就走了，她和丈夫舍不得浪费女儿的心意，在学校对面的公交车站寻了一块空地，坐下来把饭吃了。

过了两个月，郭彤每隔几星期给家里打一次电话，她开始不再为疾病烦恼，逐渐融入了同龄人的世界。

孩子的抑郁症，也是父母的一堂课。有些父母在漫长的挣扎中“毕业”了，懂得了医学意义的“抑郁症”是怎样的状态，以及如何和这样的孩子相处；也有些父母一直徘徊在里面。

撰文：石润乔

医生说：

据 WHO 统计，全球约有 3.5 亿人患抑郁症，中国已确诊抑郁症患者超过5000万。

抑郁症以显著而持久的心境低落为主要临床特征，抑郁发作时一般表现为情绪低落、兴趣减退、精力缺乏等。

大家首先要先学会区分抑郁症和抑郁情绪的不同。抑郁情绪是人的正常情绪，一般由社会因素、环境因素导致，是暂时性的。当环境或其他因素发生改变后，抑郁情绪也会随之消失。而抑郁症则会导致患者持久的、毫无缘由的心境低落，并且很难进行自我调节。患者往往对任何事物都提不起兴趣，就算环境等相关影响因素发生改变后症状也仍然会持续下去。

目前抑郁症的发病呈现出逐渐低龄化的现象，越来越多的青少年出现抑郁症状。青少年发病的主要原因大多是学习压力过大。在同样压力下，那些有精神疾病遗传因素和有创伤经历的孩子们发病概率更大。

青少年抑郁症患者的情绪通常以易怒而不是悲伤为主，经常会伴有找不到病因的躯体疼痛。相对于成年患者会自我孤立，青少年患者一般疏远父母，但会拥有亲密的伙伴。

青少年抑郁症的病因中，有生物学的原因，比如他们正处于身体急速发育的过程中，可能会因为体内激素的急速变化，造成内分泌紊乱，从而感到非常不适。

还跟青少年的性格有关，比如有的青少年比较孤僻、固执。还有的青少年虽然看上去活泼外向，但实际上内心敏感、脆弱。

社会环境因素也是很重要的一方面，原生家庭、学业压力以及同伴关系都是非常重要的致病因素。比如青少年被同学和老师霸凌，无法应对和处理这些关系，又或者父母关系不和，经常吵架，或是青少年经常被父母训斥、指责和批评等，都会成为不利于青少年成长的负面环境。

青少年抑郁将来有可能演化成双相情感障碍。年纪越小，患双相情感障碍的概率就越大。据国外临床研究，14 岁以前出现抑郁症症状，有 50% 到 70% 的人最后会被诊断为双相情感障碍。13 至 19 岁之间患上抑郁症，患双相情感障碍的概率大约 50% 左右。

双相情感障碍是一类既有躁狂发作，又有抑郁发作的精神障碍。躁狂发作的表现为情感高涨、言语活动增多、精力充沛等，跟抑郁发作时正好相反。双相情感障碍患者的症状会在躁狂发作和抑郁发作之间交替转换。

抑郁症对于青少年成长有着非常负面的影响，轻微的会影响他们的人际关系和学业进程，严重的则有可能会导致患者自残或自杀。所以对于抑郁症我们一直都提倡早发现早治疗。

抑郁症的治疗主要包括药物治疗、物理治疗和心理治疗三方面。较轻的抑郁发作或许能够受益于心理治疗，但中度以上的发作通常建议首选药物治疗。能否在孩子的生活中建立支持性的环境是抑郁症治疗的关键，这就需要家庭、学校和社会都能够通过自己的力量，为孩子提供更加安全、健康的成长环境，也需要三方之间紧密合作，一起为孩子编织一张心理健康的保护网。

精神科医生和心理咨询师们表面上是在救治一个孩子，其实背后是在推动一个家庭的自我修正，从而一步步影响整个社会的内在健康发展。

就目前国内青少年抑郁症的现状来说，看见和了解就是改变的开始。

第一部分

父母什么都不懂
却总说是为我好

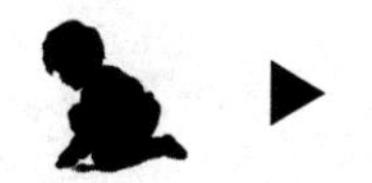

第一章
抑郁症让我成为更好的心理咨询师

中国科学院心理研究所《中国国民心理健康发展报告（2019~2020）》显示，我国青少年抑郁检出率为24.6%，其中重度抑郁的检出率为7.4%。我国有大量患者根本没意识到自己患有抑郁症，更没有进行过诊治，造成了患者不自知、医生难识别的现状。抑郁症患者如果得不到及时有效的治疗，会导致病情加重，还会衍生出其他难以治疗的病症，严重者会自残或自杀。

【患者档案】

姓名：张雯菁　　**编号：**001

病状：

重度抑郁

失眠多梦，情绪失控，酗酒易怒，出现幻觉，有自残行为，有自杀倾向。

家庭情况：

家人普遍性格强势，以爷爷为绝对权威。

父亲情绪极端，做事冲动不计后果；母亲被负面情绪主导，习惯情绪勒索。

家庭氛围恶劣，经常爆发严重争吵。

01
对抑郁症的误解和无知
迫使学霸同学休学

我最早听说抑郁症，是在高中的时候。那是2002年12月，学校还秉承着“高考成绩代表人生地位”的教学理念。

当时我们作为省重点高中的重点班级，学业重，压力大。出于某些原因，我的一位同学罹患抑郁症。在她最初表现出抑郁症状时，大家对心理疾病都不了解，因此根本没人重视。老师甚至还让她“少作”，说考出好成绩来才是最要紧的，别想那些没意义的东西。

“就要考试了，你居然还有时间抑郁，不把心思花在学习上，不是好孩子，再不听老师的话，将来会没有前途的，老师是为你好呀。”

半年后，她的抑郁症越来越严重，伴随着强烈的焦虑、惊恐。有时候她会控制不住地大声求救，使劲敲打床板，歇斯底里地喊出一些没有意义的音节。但大多数时候她都是在半夜失声痛哭。

无论当时还是现在，我都蛮理解她的。当时的她已经没有正常的学习能力了，成绩一落千丈。她的成绩曾经很不错，是村子里唯一一个考上省重点的“准金凤凰”。老师每天都会批评她不把心思花在学习上，逼她尽快恢复到以前的成绩。她做不到，但也觉得一切都是自己的错，于是越来越愧疚。

那是一种折磨，她每天早上起来的时候就想，如果不提升成绩就会辜负大家的期望，但无法学习就没法提升成绩。她试图强迫自己停止抑郁，但这也只能让自己更加抑郁。每个夜晚对她来说都非常难熬，毕竟一觉醒来，就又要去面对她无法解决的局面。

当时没有人能为她做什么。宿管老师还会因为她频繁的症状发作，投诉她半夜作妖，闹得其他同学不能休息，影响大家的学习状态。班主任只好连夜把她送到医院去，医院查来查去也没发现她有啥生理疾病。医生建议带她去看心理医生，但那时候的医院是没有心理科设置的，于是她就被送到了精神病院，最后确诊了她是抑郁症，医生开了一些抗抑郁的药物给她。虽然她并非真正的精神病患者，但学校还是让她退了学。

以人们当时对心理学的了解，并不明白心理问题和精神疾病的区别。相关校领导听说她的病要送精神病院治疗，虽然她正常服药能够控制症状，但学校“出于对学校声誉、相关影响和其他学生的安全考虑”当即决定让她退学回家，不过最后还是给她预留了参加高考的机会。

她走时没人送她，只有班主任跟家长进行了对接。我悄悄在阳台上看她，她也发现了我，只是跟我挥了挥手，没有说话。

后来我问班主任，我们难道不能为她做点什么？班主任说，只有专业的心理医生才能真正帮助到她，但是我们这里没有，要去大城市，很贵，她家负担不起。这是我第一次见识到抑郁症的威力，它摧毁了一个农村女孩想要通过高考改变自己命运的梦想。

后来我再也没有见过她。

现在想想，我当时能在某种程度上理解她，大概是同病相怜的人之间一种微妙的心理感应吧。但那时我还没意识到自己一直以来的痛苦也是抑郁症导致的。

02
学习心理学过程中
我理清了自己的抑郁根源

高中毕业后，我提出想学习心理学，被家里以“没有钱途”为理由拒绝，于是上了一个工学专业。

但有些事情，仿佛我注定要做。

2005年10月，我大一，国家号召所有学校都要设置心理咨询室并配备相关心理服务人员。学校应要求开设心理诊室，老师派我这个学生会长去学心理学，同时兼任学校心理学会的会长。

学习心理学的前提，首先要先厘清自己的成长经历。也就是在这个过程中，我第一次明确原来折磨自己那么多年的痛苦也是抑郁症。

我第一次遭遇心理危机是在1991年，那年我5岁。我的家人都比较强势，尤其是爷爷，他很专制，喜欢掌控一切，完全不懂尊重任何家人。家里总是争吵不断，每隔几天就会爆发一次激烈的家庭战争。

有一天父亲正在擦窗户玻璃，姑妈说了一句打击他的话。我到现在都不知道她具体说了什么，只记得父亲当时气急败坏一拳打碎了玻璃，要从三楼跳下去。就在他整个人都扑下去的时候，姑妈冲上去一把拽住了他，但还是有一块玻璃碎片扎进了父亲的小腿，割断了腿筋和主要血管。

争吵爆发的时候我就站在旁边，还在想着做些什么能让他俩高兴起来，背一首唐诗还是跳舞。一切就在眨眼间发生了，在我还没来得及反应之前，一股热乎乎的血猛地喷了我一身。我看到父亲的腿在飙血，姑妈的身上和地上全都是血。我吓得尖叫一声，躲到床底下浑身哆嗦。好在医院就在附近，父亲得到了及时的救治，人没事，腿也没事，但需要卧床半年。

然而战争并未因此停止，母亲对姑妈“逼得父亲跳楼”不依不饶，爷爷奶奶则帮着姑妈说话……家里充满了怒火，不断陷入混乱。

父亲休养期间没有什么收入，母亲因为经济压力开始埋怨父亲。父亲无法下床心情更加郁结，总是叫嚣着去死算了。母亲吵着要离婚，每次他们吵完架，她都会跟我说要把我留给父亲，她没有能力带我走。

每个大人都被困在自己的不开心里，没人意识到这件事对我的冲击和伤害到底有多大，我的安全感是在那一瞬间被彻底击溃的。我甚至经常会自责，是我没能力让他们高兴起来，所以他们才会不停吵架。我开始经常回忆起父亲要跳楼的画面，频繁地做噩梦。每个梦里，父亲总是跟我说他要去山里上吊，去野外冻死，去什么地方跳楼；母亲则总是在说不要我了，她要去很远的地方再也不回来了。

母亲把对父亲的不满和怨恨投射在我的身上——她总跟我说父亲的不对，然后让我支持和拯救她，如果我做不到，她就会觉得我也背叛了她，对我有很多的埋怨。我想讨好他们，让他们都开开心心。但我那时候还小，对一切无能为力。母亲就会怨我“什么用都没有”。

我总是会在半夜里突然惊醒过来，大哭不止。这是典型的创伤后应激障碍，但是没人发现。他们只会责怪我让本来就压抑的家庭氛围雪上加霜。他们质问我为什么不懂点事，说只是父亲这边的事情就够烦了。于是后来我每次惊醒之后，就学会了把眼泪憋回去，强迫自己再去睡，有时候一夜会醒三四回。

从几岁到十几岁的这段时光里，我每时每刻都在面对各种“家庭战争”，每天都在担心会不会闹出人命来。

我变得越来越敏感，一旦察觉到家里谁的情绪不对，就会战战兢兢地主动去讨他们开心。

这一切让我变得越来越自卑。上学之后也总是唯唯诺诺的，很呆很木，因此不受班主任待见，还陷入了一场长达6年的校园欺凌中。被欺负到绝望的时候，我向老师求助。老师却问我：“人家为啥不欺负别人？”向家里求助，爷爷和父母问我：“人家为啥不欺负别人？”

我不知道为什么，那就只能是我自己的错了。我觉得我可能真的是个很令人讨厌的人吧。直到上了大学，我一直都坚信自己真的什么用都没有，一点被爱的价值都没有。我从来没有真正开心过，觉得生活里的一切都没有意义。

03
分手回家后我的抑郁症爆发了

在整理自己的心路历程时，我几乎是毫无防备地明白了：我的原生家庭并不温馨，我经历的一切足以毁灭一个人。还有那些困扰我多年的，持续的不开心和莫名低落的情绪都是因为抑郁症。

一直以来，我为了让父母满意，努力活成他们想要的样子，也为了不让别人说我有什么“毛病”，一直都努力在人前扮演一个正常人该有的样子，一切都是伪装。然而实际上，我的内心极度敏感自卑，经常觉得生活毫无希望，觉得自己不配得到任何美好。我甚至会故意挑选各方面条件均不如自己的人做男友，坚信只有这样的人才会看得上我。

2009年9月，我和当时交往的酒店服务生男友在街上吵架，他甩开我就走了。回到出租屋，我发现他把家里的东西都打碎了，房间里和他有关的物品均已搬空。我一下子崩溃了，跪在地上大哭，连玻璃碴儿刺进膝盖都没发现。第二天，我哭着给远在西北的父母打电话，让他们接我回家。

在家头一周，我保持着正常作息。父母以为我只是回家休息几天，高兴地鼓动我考公务员。我第一次跟家人正面谈论了我的状态，说自己有抑郁症，需要休息一段时间。母亲不以为然："你一个孩子，有什么不开心的呢？"我家有点封建，以爷爷为尊，他的话就是圣旨。他说我的抑郁症纯属扯淡，都是父母没有教育好我，我才会用这种借口说谎不求上进。

我能理解他们，毕竟我糟糕到没能参加大学的毕业典礼。家人一直想看我戴学士帽的样子，谁也不愿意自己的孩子是以这种形式从大学毕业，毕业后又直接变成我这个废物样子。但他们并不理解我，家人给我的只有指责，我意识到自己需要自救。

为了避免和家人过多交流，我开始昼伏夜出。父母为此打我、骂我，把我的书撕掉，东西扔掉。我反抗他们，拿刀在胳膊上划了几十下，半夜去城郊坟场喝酒，拼命跟他们吵架，他们只好不再管我。

后来我开始出现幻视。有次梳头，我看着镜子里的自己，恍惚间看见了一具骷髅。我很清楚，抑郁症患者自杀，往往就在一念之间。为了不让自己有更加极端的举动，我经常通过酗酒来麻痹自己。

状态稍好时，我就按照学过的心理学知识努力自救：买泡沫地板，有精力就做瑜伽和健身操；读正能量的书，写很多正能量的故事；实在觉得活不下去的时候，我就看各种真实尸体的照片、诡异的杀人案，告诉自己，死了就是这么难看；我也曾经通过制订自杀方案、写下遗书来排遣，避免真的去执行。

现在看看，那一年多过得神魂颠倒，黑白不分，好几次濒临崩溃边缘，也算劫后余生。

04
拨通心理咨询热线
迎来走出抑郁的转机

隔绝了原生家庭的负面环境，加上自我调节，我的状态略有好转。

2010 年秋天，我努力逼迫自己走出家门，找到一份在私立学校做老师的工作。为了方便在办公室喝水，我买了个塑料水杯。爷爷看到后问："家里有那么多搪瓷杯，为什么非得再买一个？"

我说："爷爷你不懂，现在都不时兴那种杯子了。"

爷爷很生气："你就是虚荣，败家！看别人有自己也想要，过几天不喜欢，又扔掉了。"

我不服气，大声反驳。爷爷气得丢掉了拐杖，拿起水杯把里面的热水泼到我身上。激怒爷爷后，我和家人的关系彻底崩坏，再也没法在家待下去。次日，我辞掉工作，坐上了开往省城的火车。

买完车票，我身上仅剩下 37 块钱。

到了省城后，我又一次急性抑郁发作，给心理咨询热线拨去了电话。电话那头是一个年长的男人，我怕他不靠谱，问了他几个心理学常识问题和几个很刁钻的咨询难点，听到他对答如流才放下心来。

与老师的这次相遇，对我来说是一次很大的转折和救赎。

历时半年，他用他深厚的心理学功底为我做了很多事。他告诉我什么是自己，什么是原生家庭，自己和原生家庭之间应该是怎样的关系，与原生家庭和解有怎样的意义。他让我明白每个人看到的世界都不一样，我的走投无路，可能正好是别人的绝处逢生。要看到全局，不要困在自己的苦难里。他送给我很多书，让我看看已经走出来的智慧的人是怎么做的。我看到有很多人甚至经历了比我更大的苦难，之后又是怎样通过这些苦难塑造了更好的自己。他说这叫“站在巨人的肩膀上”，要学会用心理学家、哲学家的眼界看待世界和自己的困扰。他教我一些在胡思乱想的时候让自己静下来的方式，用格式塔心理学、冥想、有规划的运动、绘画静心、音乐治疗……

他让我试着把抑郁当成朋友，然后好好跟它玩耍。有一天，老师对我说，我的心理学功底和这段时间的调整，已经足够我自己解决抑郁症的问题了，我可以试着去跟这位伴随我多年的“老友”说再见了。

当晚，我静坐一夜。

我把对自己来说很痛苦也很重要的成长经历重新在脑海里过了一次，试着从另一个角度去看待和理解它们。我试着理解父母，理解爷爷，理解伤害我的人。我寻找自己惨祸密布的童年里，还有什么珍贵的经历和成长的宝藏是我不知道的。我和过去的一切一一道别，然后接受那就是我的一部分，引导自己爱它们。

过去的经历像是一场梦，我告诉自己，该醒了。我可以按照自己的方式去生活，并且去关爱过去的自己。我感恩一切，也饶恕一切。

痊愈之后，老师向我发出邀请。他觉得这次成长历程是我成为一个心理咨询师的重要经历。他看好我，说我“似乎天生是做心理咨询师的苗子”，他邀请我去他的机构，试试做助理咨询师。

也许是因为我久病成医，我对抑郁症的了解比很多咨询师都深入，又或许伤痕累累的过往确实是我的独特优势，我很能理解来访者的心理状态。那段与抑郁症大战八百回合的日子，让我太清楚怎么去帮助有需要的人回到人生的正轨上去。

05
成为心理咨询师
迎来第一个抑郁患者

2011 年冬，我迎来了自己生平第一次独立咨询。来访者是个 13 岁的女孩，所患的正是我再熟悉不过的抑郁症。那孩子很漂亮，大眼睛，长睫毛，高挺的鼻梁和蛋白一样的皮肤，还有一头顺直的黑发垂到腰际。

她进来之后，坐在那里安静地看着书。看上去就像一个美丽、恬静而幸福的孩子。但我知道没那么简单，她拿着一本《苏菲的世界》。那书看似是一本小说，其实是一部完整的哲学史，成年人也未必看得进去，她却看得津津有味。

我打开初诊登记表：苏娜（化名），13岁，中度抑郁，有咨询史，因抗拒与咨询师交流，拒不配合治疗，两次咨询无效。8岁母亲自杀，5个月前与父亲关系恶化，出现自残行为。

信息不多，我有理由怀疑填表的监护人出于“家丑不外扬”的动机，隐瞒了什么关键信息。于是我决定先跟她聊一聊，建立一个友好的开始。

我问她要不要喝杯奶茶。她眼神直直地看着我说：“你刚才用喝水缓解了自己的紧张，并且为了让自己看起来职业一些，特意穿了西装。但你平时应该不穿高跟鞋，我看你走路的姿势很别扭。你平时应该也不大爱化妆，都卡粉了。”她指了指天花板上的摄像头，继续说：“我想你是个新手咨询师，而你的督导现在正在通过这个摄像头看着我们，如果你出现什么失误或者搞不定的情况，他会来帮你。我爸爸找了很多大专家，都帮不了我，你这个初出茅庐的姐姐，又能为我做什么？”

这是个我万万没想到的开场，但我知道孩子们只有在没有人疼爱的时候，才会变得超前地老练和懂事。在缺乏家庭保护的前提下，人会本能地提升自己的心理年龄，这样才能在没人关照时，在那些不是这个年纪应该去承担的种种压力中存活下来。

苏娜的家庭，很明显对她缺乏基本的保护和关注。这样的孩子往往具备超前的能力，但是外强中干，内心敏感，防御性高，不会轻易相信任何人。

我也不想强逼她快速配合我。我告诉她，如果她不想跟我说话，今天可以先回去，书带着看，下次来的时候再带回来就好。

她说你这里很安静，你也让人舒服，我喜欢在这里看书，你可以陪我聊聊这本书。我接受了她的提议，因为在心理咨询中，让来访者接受咨询师这个人，比咨询师本身会多少个流派的技术，有多高超的技艺重要得多。

和苏娜的第一次见面，我们一起读同一本书，讨论各自对哲学的见解，还有一些对生活的感悟。我觉得这次是个不错的开始。之后，苏娜都会如约来找我，我们相处得还算愉快，会聊很多东西。虽然她仍旧不太愿意跟我说太多心里话，但很明显我们的关系渐渐开始深入起来。

有一次，她还是如约来咨询室找我，我问她要不要像以前一样继续看书。她说："我爸爸说，这几次都没啥进展，你一定是骗钱的，这次不太想让我来。但我现在想要配合治疗，你要把我治好。我觉得在你这里比在家舒服多了，他总是把'这要不是我的孩子该多好'写在脸上，我真的很烦。"

我知道这父女俩的思想不在一个频道里很久了。在家庭中得不到应有的支持，不管对谁来说都不是一件愉快的事情。对于她"随便聊"的提议，我当然不会拒绝，也预感到这次咨询会有关键性的进展。咨询师有时要像一条敏锐的猎犬，要从来访者讲述的字里行间找到线索。尤其对于这种阻抗很强烈、缺乏安全感的孩子来说，这一点尤为重要。

我告诉苏娜："在你准备好让我帮助你之前，我不会强制性地去'治疗'你。就按照你的意愿，随便聊聊吧，比如，你有什么愿望？"

苏娜认真叹了口气，说："我想要只猫，纯黑色的猫。"

"为什么？"

她说："我妈妈刚死的时候，我每天晚上都坐在窗台上看着天空想她。有一天我在同学家看到一只黑猫跟我用一样的姿势坐在窗台上看天空，猫咪的侧脸很好看。我去抱起那只猫咪的时候，那只并不亲近人的猫咪没有抗拒我，反而在我的怀里蹭来蹭去。我觉得猫咪跟我一样，也有很多没有人能懂的心情，也有太多事情需要独自处理，一样孤单。所有人都不懂我，但那只猫能懂。”

听完这段话，我知道苏娜是要跟我交心了。她本来是一个很文艺的少女，但之前的沟通中，她都刻意避免用这样的语气跟我说话，说是“免得矫情”。又叹了一口气之后，苏娜接着说：“我不能把同学的猫带回家，就和父亲商量也养只猫。但是他不准，还用很难听的话说我。但是几年过去了，我还是忘不了那只猫。你知道吗？

妈妈走的时候，是我第一个发现的。我自己从兴趣班回来，看到妈妈在卧室躺着，以为她午睡没起来，就走过去想要叫醒她，然后就看到她割腕了，她手腕上的伤口特别深。我妈是医生，她知道怎么准确地下刀子。我看到她躺在血泊里，好多好多血，已经凝固了，我用手戳了一下，好像果冻一样。当时我还没反应过来我没有妈妈了，整个人都蒙蒙的。然后家人来了，带走了妈妈。后面的事情我就不知道了。他们说小孩子去火葬场和坟地太晦气，不让我去，所以我不知道妈妈被烧成灰之前有没有被打扮好，也不知道她埋在哪儿。后来我的成绩一落千丈，妈妈以前对我的学习要求特别严格，考不好会又打又骂，我也总是很努力地考第一名。忽然没人逼我了，我就失去了动力。我还想着也许我成绩变差了，妈妈着急了，就会在梦里打我骂我。可惜做差生做了这么多年，我妈从来没给我托过梦，她可能真的不要我了。我自暴自弃，我爸只是觉得没面子，并不真正关心我的痛苦。所以，我真的很想要一只黑猫，我想它会比我爸懂我。”

苏娜一口气说了这么多话，看上去很累，她端起杯子喝水，呼吸声变得很重。等她平静下来后，我说也许我可以送给她一只黑猫。

她犹豫了一下说："不要了，会被我爸扔掉。他害怕猫身上有细菌、寄生虫对我不好。其实他对我才最不好……我有些累了，该回去了。说实话，遇到这样的事情，我不觉得有什么咨询师可以帮到我。"

苏娜跟我要了一面化妆镜，确定自己的表情恢复成了自己刚进来的冷漠之后，对我鞠了一个半躬，说了声老师再见，走了出去。

苏娜走后我开始写咨询报告，我的判断是对的，这是一次关键的会面。她曾经告诉我，前几个咨询师知道了她的困扰之后，并没有什么办法帮助她，也就讲讲道理，让她为父亲着想。她并非不关心父亲，而是自身难保，实在没有再为别人着想的能力。她说他们有些站着说话不腰疼的意思。

经过这几次的见面，我也强烈地感受到，苏娜一方面觉得没人能帮她，一方面又很迫切地希望有个人来帮她。她迟迟不配合治疗，一直在沟通中跟我保持一定的距离，也许就是这个原因。而她在父亲想换掉我的时候，选择了不离开我，并且暴露了自己最真实的一面。这表示她开始相信我可以帮助她，开始对我抱有希望，这是很珍贵的希望。

之后我和苏娜又持续了一个月的治疗。她也越来越配合我，状态开始好转，逐渐能够用平和的心态接受母亲的离去和父亲带来的压迫感，逐渐对自己的生活有了新的认知和规划。这时候，我发现无论我们在咨询室里面做了多少事情，苏娜的症状得到怎样的缓解，但因为她的父亲没有做出改变，还总是起到反作用，就会把好不容易有点开心的苏娜再次拉回抑郁的状态当中。苏娜的抑郁症，还是时好时坏，好的时候一切正常，发作的时候会在凌晨自残。

我的咨询陷入卡顿。

06
孩子患上抑郁症
病根在家长身上

青少年的心理咨询，家长会起到关键的作用。在很多案例当中，心理咨询师甚至不用约谈孩子，对父母做咨询即可解决问题。在跟苏娜的沟通中，她的父亲并没有想要配合治疗的意愿，都是单纯等着咨询师还给他一个合心意的女儿。之前被换掉的咨询师，应该都是卡在这个地方。当他们做不到的时候，这位父亲就会更换咨询师。

经过慎重思考，我决定约谈苏娜的父亲，正面谈一下他的问题。之前的几次约谈，他都以忙为借口拒绝了。我告诉他这次必须到，否则我无法保证任何效果，他才勉强答应。

见到这位父亲的时候，我第一反应是不太舒服。

他靠自己的努力白手起家，有了一个在当地还算有名的公司。用他自己的话说，自己白手起家，历经很多磨难才成为“上等人”。我在他身上看到了明显不符合现实的自信和觉得自己必须掌控也能够掌控一切的控制欲。

“自己水平不行，咨询也没啥用处，孩子还是不听话，把我叫来浪费时间干什么？”

这是他对我说的第一句话。

我有些心疼苏娜，如果我不是个心理咨询师，一定不会跟这样的人有任何接触。

时刻保持中立，理解来访者的每个举动背后的含义，是咨询师的基本工作素养，我们不以个人喜好来工作。我能理解眼前的这位父亲，他也同样需要帮助。只是如果想让这次的见面发挥出应有的作用，我必须跟他来场博弈。与男性，尤其是这样强势的父亲和老板进行咨询，不妨直接一点。

我说："既然您觉得我没什么本事，只会一些雕虫小技，那您不妨就跟我聊聊，反正我也不能把您怎么样，您也没啥损失。聊完了您要是觉得确实没啥用，这次咨询可以不收费。"

他略加思索，同意了。

我问他很早失去自己的伴侣，又为了事业错过了对女儿的陪伴，少了来自亲子关系的支持，他的感受如何。他倔强地坐直身体，说大丈夫以事业为重，我说的那些对他来说都不算什么，也没那么重要。

我继续说："男人都需要女人。再坚强的人，也需要有一个情感的支持者和宣泄口，您怎么看？"

他说："我又不缺女人。从她母亲去世开始，我想要什么样的女朋友都有。只是考虑苏娜的感受，没有再娶而已。"

我说："看来您知道要考虑苏娜的感受。"

他说："我当然知道！"

"那请问您做过哪些让苏娜感觉非常不好的事情？"

"我都是为她好，她有什么可感觉不好的！"

"我相信您都是为她好。但是为她好不代表她感觉好，您就说几件为她好但是她感觉很不好的事情给我听听。反正您也没做错，没什么不能说的，对吗？”

他说：“无非就是这些年忙于事业，没时间陪她，我还不是为了让她生活好一点？让她好好学习，因为考试成绩不好打过她，这也是为了她将来能有个好前途。其他的也没什么，就是家长里短的事情。小孩子懂什么，不得听大人的话吗——我不知道咱们聊这些有什么用！”

我说：“您在这个过程中，关注过她的内心吗？开心、寂寞、悲伤、痛苦这些。”

“我都请了多少咨询师给她了，我怎么不关心？”

“不是请人关注，是您自己关注。您和她谈过心吗？陪她做过她喜欢的事情吗？问过她的感受吗？”

“这倒没有，我哪有工夫管这些？”

我说：“无意冒犯，其实父母的作用比咨询师的作用大太多。跟父母关系很好，被用正确的方式爱着的孩子，根本不需要心理咨询师。苏娜没有母亲，如果您再继续放弃父亲的角色和作用，无论您有多少为她好的理由，找多少个咨询师，你们之间的问题都不会得到改变。甚至随着苏娜的成长，你们之间的关系会越来越糟。我也不能保证她不会出于对您的叛逆和报复，做点什么不好的事情——青少年由于家庭环境不好而去犯罪的比例很高。

“我想我不是第一个跟您说这个的咨询师，我不知道前几位咨询师是用怎样的方法跟您探讨这个部分的，您显然没有接受。您这一次也可以当我在胡扯，坚持自己的想法，觉得自己没有错。苏娜是个好女儿，但如果您还是不想做点什么，她也同样可以成为您的报应。

“我非常诚恳地告诉您，如果您要继续保持您现在跟苏娜的相处方式，我们的咨询也可以结束了。我没有办法解决你们之间的问题，并且我确认，任何咨询师都做不到。”

对于我的态度，他有些意外。他思索了一会儿说道：“我愿意听听，你想让我怎么做？”

我说：“首先，请在做跟苏娜有关的选择和决定之前，听听苏娜自己的意见。把‘我是你爹，所以你得听我的’这样的观点收起来。也别觉得‘小孩子懂什么，我替她选对她好的’。对于一个8岁目睹母亲去世，父亲一直缺席，什么事情都要自己面对，却连养只猫的权利都没有的孩子来说，她懂的可能比你还多。

“第二，请安排每周两次，每次不少于两小时的亲子时间，好好感受一下苏娜究竟需要什么。青春期的女孩子，需要的是尊重和陪伴，不是‘为了你好’。

“第三，您遇到过觉得不用尊重您，不用了解您的感受，只要给您物质就可以的人吗？您讨厌那样的人吗？您可以单纯地只做一个父亲，不去执着于孩子是否和您想象中一样，只是用父亲的身份去爱她，给苏娜的内心真正的支持。在苏娜失去母亲，最需要陪伴的时候，您已经缺席了。以后的日子，请您尽量做到像个真的父亲，就算无法沟通，也请您做到倾听，让苏娜感觉还有人陪着她。还有很多，但是请先做到这三点。”

当我说完这些话，苏娜的父亲沉默了一会儿。他需要思考，在心理咨询当中，沉默有时候代表进展。很快，他就说他愿意试试，但不觉得这么做有用。

我说：“您尽管试试，虽然咨询师不应该给来访者留电话，但您从来没有陪过孩子，一旦开始，会有很多的困难。比如您也许会不知道该怎么做，也许会遇到很多您无法理解的事情，也许会觉得这件事非常无聊，当您感觉无从下手或者不想再做的时候，请务必给我打电话。毕竟您到现在为止都讲不出一个有孩子参与的、快乐的故事来。您的孩子感觉最开心的事情和最伤心的事情，您可能也不知道。作为一个成功人士，这也是非常大的遗憾。”

苏娜的父亲离开后，我松了一口气。看起来进展还算顺利，接下来就是等待，我有信心得到一个好消息。

果然不久后，苏娜的父亲来电话了。他说苏娜再次跟他提出养猫，但是他很担心，因为苏娜曾经有过敏性的皮肤病，他害怕猫会让苏娜旧疾复发，但是直接强硬拒绝似乎也不合适，不知道该怎么办。

我告诉他，苏娜想要猫是因为需要陪伴，也许可以买一只她不害怕又能陪伴她的小动物。于是他送给苏娜一对鹦鹉，并且跟苏娜一起喂养，他们开始交流怎样把鹦鹉养好。那之后苏娜父亲经常跟我通电话，询问怎样跟女儿相处，比如怎样告诉女儿经期的注意事项等等。

我和苏娜以及她的父亲也照旧定期见面，他们逐渐开始以我为媒介，把不愿意或者不好意思当面告诉对方的话传达过去。比如父亲会说，其实我非常爱你。苏娜会说我觉得你不是个好父亲，但我愿意适应你。后来我鼓励他们，如果觉得有些话说不出口，那就写给对方吧。

由于父亲还是非常忙碌，他们决定互换日记来看。我很诧异那样一个男人，能为了苏娜提笔写日记，告诉女儿自己每天去哪里，做什么，为什么要这么做和一些人生的经验，回复女儿在日记中提到的疑问和遇到困扰的时候该怎么做。

我们的咨询周期从每周一次，逐渐延长到了每个月一次，虽然还是存在分歧和冲突，但他们基本上都可以自己通过沟通来解决，可以逐渐脱离我的支持了。

苏娜最后一次来找我，是告诉我她决定支持父亲找一个伴侣。虽然父亲答应了母亲，在她 18 岁前不可以再婚，以免因为另一个女主人的到来，让苏娜的日子不好过，但是她觉得，日子好不好过，跟父亲有没有再婚没有关系。

之前父亲觉得需要人陪伴却害怕被人说言而无信，不敢公开找女朋友，就搞地下恋情。长时间不回家的时候，她和父亲两个人的日子都很难过。

她觉得，她有她的人生，父亲有父亲的人生，他们都有权利追求自己想要的。父亲愿意并且学会了尊重她，她也可以尊重父亲。她还感谢我一年多的陪伴，让她和父亲都得到了改变和成长。她相信，支持父亲再婚这个选择，是正确的。

我的第一次个案，就这样成功地结束了。

后来，我为很多需要的人提供了心理咨询。在那间十几平方米的咨询室里，我见证了太多人的生命蜕变。助人工作的美好就在于，当我帮助其他人从暂时的黑暗当中蜕变成长的时候，我自己也会得到同样的疗愈和成长。我的内心被每一位来访者的成长所滋养、充盈，生命变得愈发鲜活起来。

多年以后，我来到中科院进修心理学并留在了北京，在圈里小有名气。当时的苏娜正在北师大读书，我们一起去喝了杯咖啡。

她说父亲再婚以后挺幸福的，她也会用心过好自己想要的人生，她非常感谢我让她懂得，所谓的苦难，都是包装得很丑的礼物而已，只要你不放弃，生活就会对你有所交代。

我深以为然，就像我也还蛮感谢那段抑郁的日子，是它帮我推开了心理学的大门，让我遇见了不一样的人生。

撰文：张雯菁

医生说：

由于对抑郁症的认知匮乏，很多抑郁症孩子不能及时得到诊断和治疗，再加上社会普遍存在的病耻感，家长经常以孩子患病为耻，无法支持孩子积极就医，导致有太多的孩子病情被耽搁，继而衍生出大量的悲剧性事件。

就像文中刚开始作者的同学那样，大部分学校都会选择将此类学生排除在学校之外，这样一刀切的办法简单直接，既不会影响其他学生，又消除了危险隐患，但是完全没有考虑到会对当事人的内心造成什么样的影响。

学校对于青少年来说，是仅次于家庭的第二重要场所，在这里受到的不公正待遇会让他们产生严重的被抛弃感和对自我价值的否定，这会对患者形成二次伤害。

学校遇到这种情况，可以加强学生对抑郁症的认知教育，教会学生面对患有抑郁症的同伴该怎么处理；加强对老师的培训，多关注学生的心理状态，及时发现，及时干预；对于病情不严重的孩子，学校可以为她做一些个性化的学习计划，在减轻学生的精神压力的基础上，保证学业不中断；多跟父母沟通，一起为孩子构建一个健康的外部环境；对于病情严重的同学，也应该给予明确的休学期限和安慰沟通，最好能够有让孩子在家自学的推荐方案；尽可能减少对孩子的二次伤害，鼓励他配合治疗，尽快回归校园生活。

抑郁症很大比例上会受遗传因素影响，生活中的应激事件可以诱发遗传基因的表达，导致抑郁症发病的可能性升高。最大的应激事件包括亲人死亡、受到侵犯、离婚或分手等等。本文作者童年目睹了父亲跳楼、受伤，父母争吵、闹离婚等，都属于特别严重的负性应激事件。

家长平时要多注意孩子的心理健康，要给孩子建立和谐的家庭氛围。及时发现孩子的问题，尤其是心理方面的问题。一定要用实际行动帮孩子解决问题，这样既可以让孩子觉得自己被重视，有自信，也能增强孩子对家长的信任。

第二章
偏执的父亲，抑郁的女儿

据统计，具有偏执型人格障碍的人数占心理障碍总人数的5.8%，且一般多见于男性。这种父亲的角色会给孩子的成长带来很大的负面影响。

【患者档案】

姓名：小闫闫　　**编号：**002

病状：

中度抑郁

紧张焦虑，头痛失眠，健忘，心跳加速，全身发麻，悲观厌世，暴食，自残。

家庭情况：

父亲是偏执型人格障碍，暴躁易怒，严肃冷漠，喜欢指责他人。

母亲外向开朗，积极乐观，说话直接，不会控制情绪。

父母关系不和谐，经常争吵且恶言相向，家庭氛围紧张。

01
父亲是制造负面家庭氛围的核心

2017年8月23日，我被诊断为中度抑郁症。

在回学校的公交车上，我告诉了最好的朋友。我说自己有预感会得这个病，但真正确诊后还是有些害怕。医生给我写了一张纸条，说抑郁的时候多看看：开心地去做正确的事，做不好没关系；不烦躁，有耐心；控制情绪，减少伤害自己的行为……这些话虽然是老生常谈，在外人看来可能无足轻重，但对当时的我来说是救命稻草。

还在家里的时候，我的情况已经很严重了，脑海里无数次想象着下一秒要割腕自杀，想活着究竟有什么意义。晚上头痛欲裂，在床上辗转反侧，彻夜不眠。我知道再这样拖下去迟早会崩溃，就提前回学校让室友陪我去医院。

回到寝室，按照医生的嘱咐吃了药，接着习惯性地把床帘一拉，又沉浸在自己的黑暗空间中。第二天在备忘录里编辑了一长串文字发给爸妈。好几次想要开口跟他们当面沟通，但一张嘴，就因为委屈哭得说不出话，也就只能用这种方式了。

患上抑郁症，很大程度上都源自我的家庭。

父母经常在我面前不分场合、时间地争吵，口无遮拦，什么难听话都敢说。我爸不仅跟我妈吵，回老家了跟爷爷也吵，跟我姥姥关系也不好。

在我小时候，我爸还是一个修理匠，小到钟表、收音机，大到空调、冰箱，只要到他手里的电器几乎都能“死里逃生”。那时候我是他的忠诚小粉丝，经常趴在旁边看他修东西，偶尔帮他拿下小工具。我对修理没有任何兴趣，只是想多享受一会儿属于我俩的二人时光。爸爸总会出其不意地回过头看看我，给我一个宠溺的微笑。

后来或许是因为生活压力太大，他天天皱眉头。刚开始这种严肃表情对我来说是一种父亲的威严，慢慢地变成了一种让我害怕，反感，甚至厌恶的东西。发展到后来，他开始经常发火，指责我妈。我想保护我妈，但又不知道该说什么。以至于他每次快要发火了，我就很紧张，很焦虑。

我们交流越来越少，有时我觉得父亲只是一个冷冰冰的“提款机”，从未参与过我的生活。他心疼店里的冰箱、洗衣机，担心会留下刮痕，却不会对女儿说一句关心的话。他只是在小时候短暂地爱了我一下，长大后我们就变成了陌生人。

我不止一次地盼望着父母可以离婚，尤其是高中毕业那年。他不满意我填报的志愿，训斥我和我妈，我俩辛苦几天的研究成果被他贬得一文不值。关键是当初问他的时候，他口口声声说听我们的。我跟他大吵，情绪失控到当着他的面扇了自己几巴掌。这算是彻底夺走了我对他最后的一丝好感。

我在给他们的备忘录里写道：

爸爸妈妈，你们知道吗？我现在特别害怕过年，特别是大年三十。

每次我回家，都会看到你们生闷气，不理对方。我既要讨好妈妈，又要讨好爸爸，真的好累。其实每次回家的火车上，我都特别期待见到你们。但是一回到家，我就会看到爸爸皱得很深的眉头，肯定又是生意上的烦心事。我就会特别后悔回来，我也不想说话。我脑子里每天想的几乎都是下一刻我要割腕自杀。

我觉得生活好艰难，就算回到家里也还是个局外人。

我记得有一次我在家里大笑，爸爸问我说，小闫闫为什么每天都那么开心。其实我大笑是想放大在家里的那种开心，想让你们和我一起笑。毕竟，我哭的时候也不想让你们看到。

我写这么多不是想让你们自责和内疚，只是想让你们意识到自己有意无意的行为会对我产生伤害。既然我写出来了也说明我心里其实已经放下了，我不会再像原来那样伤害自己了。我会慢慢改变，慢慢成长。

希望你们也能和我一起成长，尤其是爸爸。在性格上多向妈妈学习一下吧，不要只顾埋头做生意，忽略了身边真正需要关心的人。闲的时候少看手机，多帮妈妈做点家务。还有就是，对爷爷的态度好点吧，我每次看到爷爷佝偻的背影都特别心酸。对姥姥也是，毕竟她是妈妈的母亲。

其实我一直都很反感爸爸在吃饭的时候谈生意上的事情，多和妈妈说一些生意之外的事。比如，她喜欢看什么书，喜欢什么样子的衣服之类的。有时候别人没有做好你交代的事，也不要动不动就发火，多包容一下，因为别人已经在心里自责了很多遍了。有时间也多和妈妈出去走走，一起散散步。不要把什么事都闷在心里。

我想对妈妈说一句感谢。如果不是你从小鼓励我，我现在肯定更糟糕。每次想到妈妈，我脑海里就是你笑起来的样子，看书的样子，都非常可爱。希望妈妈能一直保持那种外向开朗的性格，每天不要忘了看书，看20分钟都可以。多接触新鲜的事物，不要排斥，我知道你心态很年轻。多和邻居拉家常。不要因为我写的这些东西胡思乱想，我只是在分享，也不要责怪爸爸了，他也很辛苦。

我真的非常爱你们！

备忘录发出去第二天，爸妈打电话说要来看我，我没有反抗，在网上给他们买票，订好房间。他们凌晨三点多到了长沙，我把他们带到房间去休息。第二天父母对我异常温顺，总是愁眉苦脸的爸爸也难得露出了笑容，说话时多了一份小心翼翼。我鼻子像被芥末呛到一样，很酸。

那天我鼓起勇气告诉他们每次吵完架，我都会用小刀割破皮肤惩罚自己，那种快感可以给我带来片刻的安宁；我常常在被窝里泪流满面，失眠到天亮，幼时的冷落和高中的压抑让我喘不过气；我现在什么都做不了，只是一个累赘，可能连毕业都成问题，再也无法像正常人那样生活下去。

委屈、质疑、担忧、恐惧、自责……这些日日夜夜在我内心发酵的情绪终于宣泄了出来。爸妈向我解释道歉，说他们的苦衷与无奈，让我好好治病，不要多想，他们还养得起我。我不忍心看到父母这样，只是安慰他们说："没事，一切都过去了，你们以后不吵架不随便发脾气就可以了。"

在长沙的最后一天，他们带我去医院复诊。中午所有患者坐在一起，包括抑郁症以及双相情感障碍患者，医生统一进行心理疏导，家属在外圈站着。医生讲话的时候，我偷偷地在人群中寻找父母，一抬头便撞到父亲满脸褶子的微笑，我再次泣不成声。

02 父母开始学着在我面前克制情绪

送走父母之后差不多就开学了。除了陪我去医院的室友，没有人知道我生病，我照常和她们一起上课，只是话少了很多。我努力保持清醒，害怕记忆衰退，所以每天记录自己当下的感受和心理状态。

刚开始只是简单的几个字，比如“头晕、头皮发麻、健忘、全身无力”等。后来我写得更详细了，除了客观描述外，我还会加一段文字鼓励自己：经过这次打击你一定会更强大，连死都不怕还有什么值得害怕呢，会慢慢走出来的。你很棒啊，适当放松自己，要让大脑好好休息，不要多想，不要给自己压力。

这些句子是我的精神食粮，一点点喂饱我干瘪的内心。情绪如洪水，可疏不可堵。把内心的想法写下来，相当于让情绪自然流露出来。我也相信文字的力量，多写点积极的句子，慢慢就会被治愈。

晚上睡觉的时候，我会紧张到一直咬着牙齿，甚至可以听到身上每个毛孔的呼吸声。我像念经似的重复着：“你没有错，你没有错……”我只要多想就会头皮发麻，全身起鸡皮疙瘩，只能心无旁骛做好当下的事。这种前所未有的专注让我在重复了20年的日常琐事中重新发现了乐趣。

五官似乎被无限放大，闭上眼睛戴着耳机，我可以捕捉到歌声背后锣鼓的敲击声，那些音符在我脑中欢快地跳跃着；吃饭时我能品尝到米饭的香甜以及菜汁在我舌尖迸裂的快感；洗衣服时我能感受到水流在我指尖的缠绵，我的世界变得无穷小，小到只剩下眼前的自己。

吃药副作用很大，不到一个星期我就停了。我倔强地想要用自己的方式得到疗愈。正好学校新开了一家健身房，当时特别想练瑜伽，就办了张年卡。第一次踏上跑步机的时候，窗外是热闹的人群，室内是明亮的灯光，我却感觉身后是万丈深渊，心里惴惴不安，不敢多想，只能不停地奔跑。

瑜伽课时会练习冥想，我躺在垫子上，一呼一吸，觉察到心脏鲜活的跳动，脉搏有力的节奏，第一次意识到成千上万的细胞为了我拼命吸收营养存活下去。

一个多月后，室友推荐我去踩单车。刚开始那种高强度的运动让我吃不消，刚踩一会儿就气喘吁吁，汗流浃背。我四肢僵硬，手脚不协调，整个人显得特别笨拙，而且单车房躁动的气氛让我有些无所适从。坚持一段时间后，我渐渐可以跟上老师的动作，随着音乐的节奏和大家一起摇摆，这时我的大脑和内心全都放空了，什么都不想，音响里的歌声像是有磁性似的，把我所有负面情绪都吸走了。

我不再压抑自己，使出全身的力气使劲儿蹬着车。后来我对单车彻底上瘾了，一天不踩心里发痒，每个动作都熟记于心。战歌响起，周围的一切都消失了。我就像嗑了药一样疯狂扭动身子，想要甩掉老天赐予我的痛苦。一节课踩完，酣畅淋漓。那时在健身房每天一节瑜伽，一节单车，在一静一动中我得到的不仅是放松，更多的是解脱。

没有任何舞蹈基础的我在瑜伽房学会了劈叉，下压的时候耳朵贴在地面，闭上眼睛，从外面嘈杂的声音中挣脱出来。我的成绩也没有想象中的一落千丈，虽然与奖学金失之交臂，但还是保持在班级前十。

从九月份一直到次年放假，我每个晚上都在健身房度过。其间我坚持不吃药，虽然过得战战兢兢，但身体和心理状况都没有出现剧烈的波动。

过年在家，爸妈不再争吵，我们一家三口变得非常和谐。没有做过家务的爸爸竟然开始择菜洗碗，说话时也尽量注意措辞。我觉得自己终于在一个正常的家庭里了。

但这种转变却让我多了一份拘谨和惋惜，我忍不住会想："为什么非要在我忍受生不如死的痛苦之后才会改变，为什么以前的懂事换来的总是愁眉苦脸，既然结婚时家庭条件不好为什么还要生下我，如果把我放在孤儿院我会不会更幸福……"

新年第三天，我的病第一次复发。昔日的记忆猝不及防地砸向我，我再也不想面对亲戚露出的虚假微笑。我放声大哭，说我好难受，要一个人待着。爸妈有些吓住了，不知所措，只好听我的话把门锁上，跟亲戚一起走了。

他们走后，我两腿再也站不住，立刻倒在凳子旁。我歇斯底里地哭，全身发麻，失去知觉，嘴里自言自语。

之后我慢慢平复下来，妈妈进了房间，我问他们怎么那么快就回来了，她说我爸担心我，半路就急着往回赶。我已经记不清那一天是怎么度过的，只想早点回到学校的健身房，把我的悲伤全部甩掉。

03
自行断药后
我因过度减肥抑郁复发

大三下学期，我已经沉迷于健身无法自拔。有时下午最后一节有课，我就把衣服提前准备好放书包里，铃声一响直接往健身房奔，常常没有时间吃晚饭。我运动的时间由之前的两小时变成三小时，运动量也开始加大。每次踩完单车衣服都已经湿透，手上也磨出了厚厚的茧。我反倒觉得神清气爽，身上的毒似乎都排干净了。

一个月之后，我瘦了很多，晚上睡在床上，后背硌得难受。健身房里到处都有镜子，又黑又胖的我从来没有勇气仔细端详自己。有一天我终于脱下外套，不好意思地抬起眼睛。我看到了身上清晰的线条，修长的脖子，凸显的锁骨，这些都是我与抑郁症搏斗的痕迹。

从那以后，我知道爱美了，第一次对着视频学化妆。除了运动，也开始刻意控制饮食，只吃菜不吃饭。晚上必须把一天的食物消耗掉才安心，买吃的首先计算卡路里，体重秤上的读数一定要比上次低。我不愿看到身上有一点赘肉，对身材苛刻到了极端的地步。但我仍然不会爱自己，所以去文身店在锁骨下面刻上love yourself。

快到暑假，我决定考研，搬出了寝室，在学校租房子。之前的这些经历让我对考研少了一份敬畏，甚至有些不屑，纯粹当作一种体验。我没有去专门的考研自习室，里面压抑的氛围总能让我想起高中，而且我需要通过独处不断剖析自己。

暑假每周做两三天兼职，然后在房间复习，健身和阅读从来没有断过，却异常悲观厌世，我有预感，抑郁症还会复发。

六月份开始，体重就一直处在瓶颈期，我很着急。快开学前的某一天特别想吃甜食，买了一个蛋糕之后就一发不可收拾，脑海里想的全是食物。心里就像有一个巨大的洞，怎么也填不满。最夸张的一次，我早上刚起床就去面包店买了三个大面包，坐在树林椅子上像小偷一样赶紧吃完，害怕别人看到我狼狈的样子。

回来的路上又买了烧卖、包子，以及零食饮料，全部放在书包里。我住15楼，为了帮助消化，我故意走楼梯，累得大汗淋漓。回到房间，我就迫不及待地倒出这些东西，赌气似的要把它们全部消灭，没有感情地咀嚼着。

晚上下暴雨，我吃了一大锅拌饭、两碗饺子、两个大面包，破天荒地没有去健身。躺在床上，我感到有一个大石块顶着我的肚子，反胃却又吐不出来。

即使这样，我仍在美团上搜索美食，纠结第二天要吃什么。食物像毒品一样让我上瘾，却没有给我带来任何喜悦，只有对身材的焦虑、深深的自责及第二天的恶性循环。

开学之后，生活渐渐充实，我慢慢恢复了正常饮食。时隔一年在B站上看到一个视频，我才知道当初的行为是暴饮暴食。要不是开学我很可能会发展成暴食症，想想都有些后怕。“七宗罪”中将暴食也归为一种罪，但这种行为更像自残，除了自己并没有伤害到任何人，只是一种心理障碍而已，归根结底还是太缺爱了。

过多摄入甜食加上强烈的负面情绪，从小长痘的我开始严重地爆痘。经过同学推荐，我去了一家皮肤中心进行检查，拿了一个疗程的药。外涂一天一次，口服一天三次。医生说这种药因人而异，有的吸收快好得也快，吸收慢需要的时间也更长，总之一定要坚持下去。

晚上睡觉前，我用针将药刺破，挤出里面难闻的液体涂在脸上。这种药先将皮肤里的脏东西排出来，脸上前一个月会冒出很多新痘，之后干得一层一层疯狂脱皮，再长出新的皮肤，治好以后连痘印都看不出来。我白天除了上课几乎不出房间，晚上仍旧去健身房，尽量待在灯光昏暗的地方。药用得很快，我差不多每隔半个月就要去次医院。

9 月末，脸上终于开始起皮。短短两三天，我的脸像布满鱼鳞似的一块块起皮。先是脸颊，接着是嘴唇、鼻子、额头、眼角，到处都是皮。嘴唇干得裂开，不停流血，上下眼睑像贴了双面胶一样难受。整张脸仿佛被一层厚厚的水泥固定着，摸上去像树皮一样硬邦邦的，任何一个微小的表情都会带来强烈的刺痛感。镜中的自己分明就是五六十岁的老太太，滑稽得让人想笑。我拍照片给医生看，她说还没有人像我吸收得那么好。

10 月 1 日晚上，我彻夜未眠，脸皮好像被人扒走了一层。第二天早上我根本不敢用手触碰脸颊，只是用湿毛巾轻轻擦拭。小心翼翼戴上口罩下楼买早餐，听到同学叫我名字，猛地回头，脸像从脖子上脱臼了一样，我倒吸一口凉气。吃饭时嘴巴不能张大，只能用勺子一口一口地喂，否则嘴角像撕裂般疼痛。晚上戴着口罩去健身房，不敢让任何人接近我。

暴食、治痘带来的经济压力和身体痛苦，潜在地加重了我的抑郁。我丧失了喜怒哀乐的能力，机械地完成每一件事，常常想起小时候父亲责怪我的场景，不自觉地流泪。

我的情绪不是自然流露，而是被一个闹钟控制着，按时提醒你什么时候该高兴、悲伤或愤怒。本来觉不多的我睡眠质量更差了，经常半夜三点多惊醒，熬到快六点起床背书。有次四点多起来不想学习，练起了《金刚帖》，我打算毕业后去寺庙当尼姑。

11 月份我已经习惯了脸上的不适。每天大声背书，任由嘴角的血往外流，然后不停喝水。那时我嗓子哑了，父亲在电话里不耐烦地问了一句“怎么又感冒了”，我全身炸裂，吼了他一句。为了克制自己，我死死攥着拳头，好像要把骨头捏碎，那句“还不都是你们害的”终于让我咽了下去。

挂了电话，我又哭又笑，身体像气球一样不断膨胀，随时都要爆开，我赶紧吞了半粒药。我两只胳膊完全麻了，感觉无比沉重，我给最好的朋友打电话。还没说上几句，我就哭得撕心裂肺，脸上的疼痛似乎也消失了。我抽搐着，一句完整的话都讲不清。

考试最后一个月，我什么都没背，新买的学习资料都没有拆过封，经常赌气似的自言自语道：“我就不努力！”

放假回家，我连着几天都是面无表情，一句话也不讲。父母问什么，只有淡淡地回一句“嗯”。我妈终于忍不住说：“你要是觉得在家受罪就去同学那里过年吧。”我低下头没有说话。

开学以后，脸开始逐渐恢复正常。考研成绩出来了，离国家线还差 10 分，调剂的资格也没有，看着自己的分数，我想自己也算是超常发挥了。

大四我经历了校招，完成毕业论文后去深圳培训几天，认为自己不合适又回到长沙找了一份工作。这期间我的思想发生了很大的变化，我开始从根源上理解父母，也放过自己。我不再执着于那些虚无缥缈的问题，学着与自己和解，与这个世界和解。

我在备忘录里记下了泰戈尔的一句话：有一个夜晚我烧毁了所有的记忆，从此我的梦就透明了；有一个早晨我扔掉了所有的昨天，从此我的脚步就轻盈了。

04
医生给我治疗时
发现了父亲的偏执人格

快毕业时，我把工作辞了，决定去学校的自习室“二战”。我从没有去过首都，于是报了北京的一所高校。暑假之前我回了一趟家，发现妈妈的情绪明显不对，半夜醒来看到她坐我床边偷偷抹眼泪，我有点吓到了。第二天才知道妈妈到了更年期，我查了相关资料，觉得她的情况比较严重，就带她去医院拿了些药。在家这段时间我把她当作小女孩，看她难受就去逗她开心。

我暑假两个月没有去健身房，胖了很多，但我可以坦然接受这样的自己。考前一个月，我再次放弃健身，每天就是做题背书。除了考前一周给爸妈打电话正常地哭过一次，我的抑郁症一直没有复发。

考试结束后觉得自己发挥不错，每天看看书写写字，很是惬意，快过年的那几天还去看了许久不见的老朋友。我觉得之前一切糟糕的经历都值了，所有的不幸都是为了指引这一天的到来，我已经准备好告别过去，在 2020 年迎接一个全新的自己。

然后疫情暴发了，我失眠了六天六夜，把自己折腾得奄奄一息，初七的下午被送进医院。这次我被诊断为双相。我以为两年的努力足以让我摆脱这只“黑狗”，过上正常人的生活，没想到这种表面的“正常”竟是如此不堪一击，我又被打回了原形。

我在医院开始打针吃药，副作用再大也必须忍着。我站一会儿就觉得腿里像灌了铅一样，心跳加速，喘不过气，脑袋一阵眩晕，只好用手捂住自己的胸口，好像不那样心就会震落到地上。

我开始嗜睡，以前休息五六个小时就足够了，现在要睡十个小时左右。困的时候极其难受，身体像一团被揉皱的纸，我一心只想舒展开。有双手一直挠我脚心，让人抓狂，唯有睡觉才能将我解脱。

我记忆力大不如从前，不能看书、学习，就连手机看久了头都会痛，总是一副呆呆的表情，看起来不太聪明的样子。出院后医生让我至少吃半年的药，每个月去医院查血、做心电图。幸运的是，我对这几种药的适应性还可以，每次检查都无大碍。

大概三个月后，副作用才完全消失。虽然中间的过程漫长而艰辛，但好在药效显著，我渐渐恢复体力以及思考能力，本来一团糟糕的生活也开始理出头绪。我不愿整天在家无所事事，总想尝试着去做些什么。后来我开了一个公众号，把过往经历记录下来，既是对自己成长的见证，又能找到一个宣泄的出口。我每天都在写，从早写到黑，从童年写到青年，从自己写到父母，我觉得走起路来都变得轻松了。

在这里我必须感谢爸妈，在得知我的病情后他们第一时间给予我理解与支持。我妈查找很多资料，阅读相关书籍，我爸一改往日的暴脾气，开始学着成为温柔体贴的父亲和丈夫。他们努力弥补曾经对我无意间造成的伤害，并积极做出改变，这对快50岁的父母来说并不容易。

我爸总是耐心地开导我：“你要想开呀知道吗，哪里对我们不满意就说出来，我和你妈都改！”

其实我很早就发现父亲的心理也有些问题，他和别人的思考方式总是不一样。我妈之前也三番五次地要陪他去医院检查，他都果断拒绝。直到我住院，主治医生分别找我们三人谈话，他才悄悄告诉我妈，父亲是偏执型人格，不过不用担心，这种病随着年龄增加会慢慢好转，现在也用不着吃药。

我妈把这话又转述给我，我才终于弄清父亲到底是哪里不对劲。原来他和我一样都是受害者，我的内心更是多了一份怜悯。

最后我想告诉所有在精神上正遭受痛苦煎熬的朋友们，生病不丢人，吃药更不丢人，不要像我那样逞一时之强，到头来还是要为自己的行为买单。据统计，抑郁症患者中，三分之一可以自愈，三分之一发展成慢性，三分之一自杀。

我希望每个人都能成为最前面的三分之一，但如果你觉得一个人太辛苦，不仅没有走出来反而越陷越深，那么请不要再勉强自己了，立刻去医院检查，让医生对症下药。这不是逃避，更不是无能，而是脱去铠甲坦然接受自己的脆弱，然后继续拥抱生活。

虽然前方道路注定坎坷，但我仍对未来充满期望，就像王小波先生写的：“那一天我 21 岁，在我一生的黄金时代。我有好多奢望。我想爱，想吃，还想在一瞬间变成天上半明半暗的云。”

生而为人，三生有幸！

撰文：小闫闫

写完这段经历后，我跟母亲进行了一次交流，她答应把自己的想法也写下来，以下是她的自述：

2020年2月23日，我们终于回家了！

女儿这次发病比之前更严重，从抑郁发展成了双相。受疫情影响，当地的安定医院不允许家属陪伴住院，经过24天的药物治疗和心理疏导，我们只好提前回家。

回到家后，我和老公逐渐改变以前不太友好的相处模式，收起各自的盾牌和长矛。老公也学会了调节家庭气氛，每次他上楼吃饭时，女儿会悄悄躲在门后，在他开门的瞬间出其不意地大叫一声："啊！"他就会故作惊悚状，继而两人会像孩子似的笑起来。这个三岁小孩的游戏不断在我们的一日三餐中上演，给我们枯燥乏味的生活注入轻松和温暖。

每天晚饭后，我们会在楼下的院子打羽毛球，最精彩的就是女儿和她爸的羽毛球男女混打了，小小的羽毛球上下翻飞，像一位空中舞者。父女俩常常打得是"黯淡了刀光剑影，远去了鼓角铮鸣"。结束后，我们会坐在台阶上歇息片刻，上楼继续打扑克，由于老公常犯迷糊，不知道谁是朋友、谁是敌人，老是出错牌，常常把我和女儿气得怀疑人生。没办法，我们就罚他洗牌。有时，我们还会一边打牌一边看孟非主持的《新相亲大会》，对于男女嘉宾最终能和谁牵手成功，女儿总能猜到八九不离十。

在这种轻松的家庭氛围中，女儿慢慢放松下来。她之前晕车特别严重。现在她爸开车启动时都会很小心，车子减速时也会提前踩刹车，尽量避免急刹车带给她的不适感（以前他爸也是个粗人），现在她每次都坐副驾，戴着耳机，脱掉鞋子，把脚放在前面，一副很惬意的样子，就算跑高速也不晕了。

疫情过后道路解封，我们带着女儿参观了襄阳的汉城和唐城，游览了鹿门山和武当山，兑现了对她的承诺（以前我们经常食言）。唯一还没有实现的愿望是带她去北京，我们想到那里找权威人士对她的病情做更专业的治疗。

我们的2020，还有很多美好回忆：6月22日，女儿开始写微信公众号；8月3日，接到真故的通知，有篇文章被选用；8月20日，女儿拿到驾照；9月2日，女儿回到长沙找工作……而2021年，还有更大的惊喜等着我们！今年的母亲节和父亲节，我和老公都收到了女儿送的礼物，一个大红钱包，一双黑色的红蜻蜓凉鞋和六瓶写有祝福语的饮料。老公破天荒地发了朋友圈，收到了不少好友的点赞关注。

有时，我真想谢谢抑郁这位朋友，是它让我和老公的心越来越近，是它让我们一家三口像现在这样亲密，能够有温度、有爱地依偎在一起。

如今的我们，一直秉承着一种理念：有房不是家，有爱才是家！抑郁最怕的应该就是"爱"了。我和老公现在用心经营着我们的店铺，细细品尝着一蔬一菜，一粥一饭带给我们的宁静和满足。如今女儿也在长沙找到了工作，还谈了朋友。我们会经常在以"爱的小暖窝"命名的家庭群里聊天，晒美食，晒美景。我们不再期待女儿考研读博，只希望她健康快乐！

我常常会闭上眼睛，躺在床上，回忆那无数个失眠的夜晚，试着放大那种恐惧，让它慢慢浸润我全身的每个细胞，然后用图像替换法和记忆重写法想象女儿病情复发的场面。不管怎样，只要抑郁这个朋友再次光临寒舍，我老公还是会像上次疫情期间一样，用他的理智头脑，冲破重重阻碍（只要你是湖北人，就能体会到当时住院的不易），把女儿送到医院，只不过G316国道上只有一辆私家车疾驰而过的场景将不再重现。

（注：住院期间，女儿的主治医师李医生跟她爸接触后，告诉我他是偏执型人格障碍患者，让我顺着他些，并说随着年龄变大，他会有所改变。之前很多时候我很难理解老公的一些想法和做法，觉得不可理喻。但在李医生告诉我的那一刻，我就释然了。）

医生说：

偏执型人格障碍一般会表现出固执、敏感多疑、过分警觉、心胸狭隘、好嫉妒的特质；这类人大多过分地以自我为中心，对挫折和失败极度敏感，一旦受到质疑则会争论，诡辩，甚至冲动攻击和好斗；这类人会经常处于戒备和紧张状态，对他人的中性或善意的动作总是采取敌对和藐视的态度，对于事态的前后关系缺乏正确评价；而且此类人一般不会主动或被动寻求医生帮助。

一个家庭中，如果父亲患有偏执型人格障碍，如果母亲具有良好的心智能力，一定程度上是能够帮助孩子化解掉心理和情绪上的危机的。

本文的作者就是在这样的家庭中成长起来的。父母长年累月地不断争吵，再加上父亲的沉默寡言和偏执型人格等等，为她患抑郁症埋下了心理隐患。

因为她总是压抑、掩饰自己的情绪，努力想要调节家庭气氛，想让一切变好却总是适得其反，这就更加重了她的自责心理和情绪压力，最后终于在沉默中爆发。患者会通过歇斯底里的控诉和自残，让父母意识到她真的非常痛苦，她真的生病了。

然而她有一个热情开朗、善解人意的母亲，这对于她的情绪疏导起到了很好的作用。后期她的父亲也开始转变了自己的行为方式，虽然有点困难，但也坚持了下来。家庭关系和氛围的改善使得作者的病情得以好转，并且在一定程度上也改变了她的外部刺激环境，避免了她在不好的环境中病情复发。所以医学上一直都在强调抑郁症患者接受治疗很重要的一点是要父母一起接受家庭治疗，这就可以从根源上解决孩子患抑郁症的症结所在。爱得多，不如爱得对。这个故事就是一个很好的案例。

希望家长们对自己的心理健康也要重视，毕竟父母的性格和相处方式决定了整个家庭的氛围，很大程度上决定了孩子的性格养成和是否能够健康成长。所以父母之间也要多沟通，互相监督，互相了解，一旦发现对方有异常，要尽力带对方就医，另一方也应该积极配合治疗，不要像文中的父亲一样，妻子建议他去看医生，却被无情拒绝，直到孩子崩溃才引起重视。

第三章
寄养在亲戚家的我，最讨厌的是自己

寄养，就像一服慢性毒药，蚕食着孩子幼小的心灵。

早在2012年，《中国青年报》对全国31个省区16214人进行了“寄养”方面的问卷调查，结果显示：53.4%的人反映孩子容易任性叛逆；49%的人反映孩子性格更懦弱内向；62.9%的人希望父母亲自带孩子；72.4%的人认为父母应该多陪伴孩子。

【患者档案】

姓名：周鑫　　**编号：**003

病状：

中度抑郁伴随重度焦虑

失眠、嗜睡反复交替，活力减少，自我厌恶，自我价值感低，自残。

家庭情况：

原生家庭中，母亲强势，爱抱怨，父亲酗酒，不回家；父母关系逐渐恶化，争吵不断。

寄养家庭中，大姨严厉强势，姨父少言寡语、规矩多，表哥优越感太强，常常无意识打压患者。

01
父母频繁吵架后
将我寄养在大姨家

我 25 岁确诊抑郁症，但童年早已埋下火种。

2016 年 11 月中旬，我拿着挂号单敲开了安贞医院心理科室的门，将手中的测试表递过去。医生看了眼评分，问道：“还有什么别的觉得不好的地方？”

我把伤口还未愈合的左手手腕和右手手背的伤痕给她看，老老实实地说：“觉得很讨厌自己，控制不住地自残。”

医生低头开始开药单。我伸头看了一眼，怯懦地问：“可不可以不吃药？我在准备考研，会影响复习。”

她看着我轻轻叹了口气：“那你觉得现在你的状态，就不影响复习吗？”

“还好吧。”

被失眠、嗜睡反复交替折磨的我已经憔悴不堪，回答起来并没有多少底气。医生没有理我，递给我单子，告知缴费与领药的地方就示意我出去。

我拿着缴费单在医院大厅里晃悠了很久，看到心脑血管科室的介绍牌子，心想学校的心理老师是怎么想的，把我介绍到心脑血管科室最强的医院来治疗心理上的问题。我将手中的纸揉成一团扔进垃圾箱，坐地铁往回走。

半路上收到心理老师的短信：“看完医生了吗？结果怎么样？”

“在安贞医院的心理科看过了，做了测试，医生开了药。”我心不在焉地搪塞，大脑里面空无一物，望着公交车窗外的景色发呆。

“我好像说错了，是安定医院不是安贞医院。俩医院隔得不远。我记混了，不过都一样的，好好吃药就好。”心理老师最后说。

我将手机装进裤兜，内心忍不住翻个白眼，擅长精神科和擅长心脑血管的都能记错？同时又松了口气，心理老师记错了医院，让我给自己找了一个很合理的半途逃走的理由。

下了公交车后，我终于松了口气。庆幸公交车站在租住小区的门口，但不到5分钟的路，我也走了快15分钟。

打开门倒在床上，静止了很久，才记起来背包还在背上，鞋子也没换。我在脑子里演练了快一百遍，才把压在身体底下已经麻木到快没知觉的手抽出来，换睡衣，重新倒在床上。我蜷缩起来，后背紧紧贴着墙壁，视线落到窗户外，让活力减少的身体进入待机状态。

我的家庭一直是女强男弱。母亲娘家姐妹众多，联系紧密，且都是跳出农村走进城市的典范。而父亲只是一个国营厂的职员，在结婚第三年跟随着国企改制的时代潮流，买断工龄，下岗待业在家。

有了我之后，家里经济压力增大。父亲跟随朋友下海做生意，希望改善家中生活，也不愿始终处于不如我母亲的状态中。谁知挣扎许久，除了大量亏本，什么都没赚回，母亲对他更是瞧不上。

父亲越是想证明自己，越是不见效果。他的一切在母亲眼里都是好高骛远的表现，母亲便越加厌恶他。二人的摩擦自我记事起从来没有断过，小到一句话一个眼神一个动作，大到为人处世风格，人情往来走动，母亲总能找到父亲的无数个缺点。

不愿认命又无力改变现实的父亲心中的苦闷日复一日地积累起来，于是学会外出应酬，不归家，并且长年累月酗酒。由此父母的关系进一步恶化。

我从记事起，很多时候是在大姨家住。

她拥有医科大学学历，嫁给相貌堂堂的工程师。长姐如母的大姨一直很照顾弟弟妹妹，尤其是作为她最小妹妹的我妈。她就住在离我们家一个街区的地方，只要有时间就把我带到她家中，放在姨父身边。闲暇时读书，有作业时关在书房写作业。

在外人看来，这对于我是很好的事，能避开频繁吵架的原生家庭，在高级工程师的姨父身边好好学习。大姨家生活富足，只有哥哥一个孩子。一直想要女孩的大姨一直把我当作自己的孩子对待。但我的感受却完全不同，对于强势的大姨和严肃少言寡语的姨父，更多的是深深的恐惧。

姨父是个很传统的人，又因为工作关系常参加酒席，学到了一套完备的餐桌礼仪。因此在他家用餐，就成了我的餐桌礼仪课程。吃饭、喝汤不许有声音，每道菜不许夹超过三次，葱姜蒜等佐料不许挑出来等诸如此类。

每次犯了规矩，或者忘记重要的几条，不是被筷子敲头打手，就是被指责不受教，没规矩，再这样下去就会成为人人讨厌的野孩子。在这样的心理压力下，我渐渐形成了某种应激反应：在大姨家的午饭时间会胃口不好，吃过饭几小时以后不是胃疼就是闹肚子，落下了胃不好的小毛病。

姨父姨妈又不会温柔地表达爱，看到我胃疼呕吐，又指责我贪嘴吃零食。

久而久之，我若不是难受到实在难以忍耐，就自己忍着不说出来。

在这种情况下，我学着去讨好他们，摸索出在姨父家能够惹人喜欢的法则：吃饭要做到完全没有声音，就用汤碗遮住脸，然后用舌头慢慢舔汤汁。还可以先把面汤喝完，然后夹碎面条，用勺子舀着吃，这样真的一点声音都没有。

吃过饭后要主动刷碗，一边刷碗一边和姨妈聊天。要听话、顺从、主动，这是我从幼年到少年这个阶段摸索到的生存法则。

父母看到我在姨父家中被“培养”成乖孩子，意识到他们是我的命门。我要是周末睡懒觉，或者考不好，在学校犯错，他们总是会不轻不重地叮嘱一句：你这样要是让你姨父姨妈知道，可不知道会挨什么样的教训。

每当听到这句话，我就像一只被一下掐住后颈皮的猫，只有蜷缩起爪子的份儿。在不知不觉中，我开始每天都生活在恐惧当中，怕被责罚，怕他们失望的眼神和语气，这种感觉日积月累，直到深入骨髓。

02
我一直活在优秀表哥的阴影下

父母之间的矛盾也越来越激烈。

我高三时，父亲用自己从国企买断工龄的所有钱与朋友合伙做生意。本质善良忠厚的他并未看清楚生意场上的尔虞我诈，只有投进去的钱，没有赚到的钱。

为了及时止损，母亲直接找到那个朋友要回剩余资金。这件事又引发了新一轮的家庭战争。我每天下晚自习回家，看到的不是一地狼藉，就是横眉冷对的两个人。

在相对平和的晚上，母亲会在睡前给我送来牛奶。我试探地提出不要再这样持续吵架，实在无法继续婚姻，可以选择分开。但她总是不耐烦地批评：你复习你的功课，这些事情不用你来管，好好看书就好了。

我那时很想告诉母亲，我无法平心静气地忽视家里的硝烟，我频繁地做噩梦，越临近高考，越难以入睡。我想告诉母亲我觉得这样的复习状态不对劲，却在脑海里想着姨妈对我的叮嘱，不要让母亲操心，要学会做一个让人放心省心的孩子。每每想到这，倾诉欲望都会被强行压下去。

因为父母的战争，我被接到姨妈家复习。她无微不至地照顾我，也时刻提醒我：我是母亲今生唯一的指望。母亲的前半生因为错嫁了无能又逞强死犟的父亲已经毫无挽救可能，只能委曲求全，若是我和父亲一样不争气，母亲真的是一生都没有指望。

我嘴上应答，心里也不断地告诉自己，脑海里一遍一遍地强调，只有像姨妈的儿子一样优秀或者超越他，才能够让母亲也充满自豪地生活。

带着这样的执念，我参加了高考，却遭遇滑铁卢。我不甘心，姨妈也不甘心，于是我们一起说服母亲让我复读一年，结果却是再一次遭遇滑铁卢。我只记得自己昼夜不停地读书，只记得考试时，近似强迫症一样对每道题目仔细比对检查，却不记得自己是不是焦虑，是不是紧张，是不是因为紧张导致了思维混乱。

也没有人为我解答分析，整个假期，我都沉浸在巨大的失落与绝望中。

在姨父姨妈的训斥中，我报考了北京一所建筑技术学院，因为他们说好专业不如好学校。

同年，姨妈的儿子在北京安家落户，买了房子，姨妈姨父也跟着搬到北京。我也要按时去家里吃饭，汇报学习。姨父姨妈和哥哥生怕刚刚上大学的我学坏，对我各种叮嘱训话。每两周去他们家一次，每次都循环播放。

我有时候会在姨妈家帮忙照看哥哥的小孩，有一天因为长期睡眠质量差，早上没有和姨妈一起在六点半起床。姨妈从月子中心送完早餐回来，看我还没醒，毫无征兆地大发雷霆，从睁开眼睛到吃早饭整个过程中，她都对我进行训斥、讥讽。

"你是不是觉得你没有压力？你觉得很满足是吧？就你这个破学校、学历，在北京能干什么？你再这样下去你妈这后半辈子就栽在你手里。你和你爸就要了她的命，懂吗？"

我一开始只是低头喝粥，努力把即将流出来的眼泪忍回去。但听到她这句话，原本被伤害得近乎麻木的内心，一瞬间被剧烈的委屈裹挟。喉咙猛地被抽动的喉头哽住，含在嘴巴里的粥吞也不是，吐也不是，只能紧紧地抿着嘴，慢慢等喉头放松。

因为早上惹得姨妈不高兴，我一整天都过得战战兢兢，也不敢像平时一样跟着她看电视，陪她聊天。我只能拿出英语书回房间看，准备下一周的口语考试，谁知被她看到，反倒换来一句冷冷的讥讽："行了行了，别装模作样了。想学回学校学去，不用在我跟前表现，到底是学习了还是没学习，只有你自己心里知道。给别人看管什么用？"

委屈再一次席卷了我的全身，久久难以散去。只是因为我高考失利念了专科，就不该被疼爱，不该被温柔对待吗？厌恶我的父亲，也要连带着厌恶我，那为什么当初要选择要我呢？为什么不打掉，为什么不在父亲开始被嫌弃的时候就把我送人呢？

在回学校的路上，我像个孤魂一样漫无目的地飘在路上，在公交车站木木地站着。一直看着远处沉下去的太阳，不断沉，直到没入地平线。回去的车错过了好几班，快深夜了，我才如行尸走肉般走回宿舍。

从那天开始，我的睡眠与精神状态进一步恶化，绝望感无时无刻不折磨着我。我不停地背英语单词，看专业书，画设计图。只要做一点和学习没关系的事，巨大的罪恶感马上把我包裹得严严实实。睡前克制不住地流眼泪，没有原因，就像多了一项生理习惯。

我找不到存在的价值，感受不到家人对我的爱，也开始厌恶和他们交流。他们只会说好好学习，准备专升本考试，不要恋爱浪费时间，以及父亲有多么不知道疼爱妻子，怎样浪费掉很多钱做生意。

有时还从父亲生意亏钱这一个话题，延伸到叮嘱我不要乱花钱，不要像父亲一样，变成一个没有责任感的人。

这些话听得久了，我又多了一项困惑：我是不是家里的累赘？

为了不做累赘，我拒绝社交，不出去玩，少花生活费，少吃饭。对自己差一些能让心里那些莫名的愧疚感稍微好一些。我每天都处在一种莫名的对时间空间的恐惧中，生活对我来说逐渐变得没什么意义。

唯一的一丝希望是我获得了学院的专升本考试名额，复习半个月，参加考试，如愿考上所报考的学校。

拿到录取通知的那一个月里，睡眠与情绪好了许多，内心也安定一些。我想通过了专升本考试，家人应该会肯定我了，能够看到我已经不是那个不省心的孩子了。

然而还是事与愿违，刚刚开始专升本课程没多久，家人们继续着警告式劝诫：你考的什么破学校自己心里有数，毕业了不考研能找到工作吗？学费又那么贵，懂点事，考不上的话怎么对得起你妈这些年来为你付出的学费？

我麻木地坐在他们对面的沙发上，终于意识到一个事实：他们从来没有信任过我，也从不认为我是努力的。

得出这个结论后，我完全放弃了挣扎。越来越认同自己就是累赘，不值得被肯定被表扬，什么都是我自己的问题，是我不够好，是我不够努力，所以才得不到认同。

2016年暑假的一天，我突然清清楚楚地听到大脑里面发出“咔”的一声轻响，就像一个开关被打开了一样。我站在原地，四处张望许久，没有找到声源，就没当一回事地回家了，我没想到的是，那是一切来临前的征兆。

第二次听到这个声音，是在暑假结束后，我去姨妈家和哥哥商量考研专业课的时候。

这个时候姨父已经退休，他也逐渐承认自己那套人生规划理论不再适合指导我，对于我的人生选择不再抱有强势态度，转手将这个权利让渡给性格和他如出一辙，且一直是他完美教育典范的哥哥。

哥哥与我相差15岁，我们相处起来更像是长辈与晚辈的感觉。即使如此，我还是期待他可以站在年轻人的角度考虑一下我的想法。我将心中演练过无数的措辞再次默默重复了一遍，小心翼翼地说：“我考研，想跨专业。”

“想学什么？”他不动声色，却很认真地盯着我。

“学中文。我喜欢写小说，而且，也更容易考一些。”我忙不迭地把其中最容易说动他的一条理由率先说出来。

“呵呵。”哥哥从鼻子里哼出一声嘲笑，毫不掩饰道，“老实说，我对你们这种搞文艺的，迷恋写作的，死看不上！是死看不上，知道吗？喜欢写小说的人多了去了，毕业有几个能找到工作的？你放着已经学了快五年的专业不学，要去从头学这个吃不饱饭的专业，都这么大了思想还这么幼稚！对自己不负责，对自己的未来不负责！你去问问靠爱好吃饭的有几个不挨饿？”

他轰炸一番后，扔下一句“自己好好想想”，就回了房间。

姨妈则继续补刀：“你去看看写东西的有几个工资高，过得好的？你好好一个研究生读出来再没有工作，你妈这些年的钱算是打了水漂。20多岁的人了，别让你妈真的没了指望。”

唉，又是钱。我听了她的话，心里默默地叹气。从小过得也算是衣食无忧，但是每次听完他们的话，好像我又是最贫穷的人。这里的贫穷并非是因为没有，而是在他们看来，这样的我不配享受家庭中的财富。无论情感财富，还是物质财富，因为不够优秀，不够懂事，都不配享有。

03
因父母不理解
我无奈挥刀自残

2016年9月到11月三个月里，我的睡眠逐渐缩短，作息时间也开始混乱。夜晚无论怎样都难以入睡，黑漆漆的环境中，耳朵的灵敏程度似乎被放大了很多很多倍。漆黑如墨的空气里，秒针嘀嘀嗒嗒跳动的声音，电线偶尔迸发的电流微小的波动，窗户外的鸟叫虫鸣，乃至蚊子在空气中扇动翅膀的声音，一切都特别响，听得清清楚楚。连空气中的灰尘好像都在微微震动相互摩擦。即使好不容易睡着了，也是无穷无尽的噩梦。

早上睁开眼睛后，在脑子里一遍一遍地演练起床、洗漱、穿衣服、吃早饭的流程，但清醒过来以后却发现依旧是躺在床上，姿势都没变。因为长期保持一个姿势，四肢僵硬、麻痹，直到木木地失去知觉，我才略微换个姿势蜷缩起来。一个小小的动作，我都要用尽全身力气去完成。

因为实在熬不住了，我才听从心理老师的建议去安贞医院做了检查。

“去看了吗？怎么样？”朋友林睿发微信问道。

“老师说错了地址，去了安贞医院，做的测试有点草率，没拿药就走了。”我回复道。

“还是要去专科医院看的。”她似乎是不知道该说什么，隔了许久才回过来一句。

我依旧把头埋进被子，久久地趴着。直到合租的室友回来，我才起身继续扮演元气满满努力复习考研的样子。

失眠越来越严重后，我从网上购买了褪黑素，每天吃两倍的药量，维持着睡眠的基本时长，一直到考研结束。

初试、复试一路通过，最终收到录取通知。母亲欣喜若狂，语气里的惊喜几乎隔着电话听筒溢出来，遇事感性的父亲更是在一旁喜极而泣。我却反而开始心慌意乱，因为我发现自己无法感受到喜悦，也失去了发自肺腑地开心的能力。

“你听上去不是很高兴啊，怎么了？”母亲从听筒里感受到我情绪的过分平静。

“没什么，只是觉得不是开始想去的那所985。只差一点分，调剂到这所学校，有点遗憾。”我随便找理由搪塞掉，聊了几句后挂掉电话。

被录取的喜悦并不能缓解自我厌恶，身体里充斥着对自己的莫名愤怒。在朋友们上班时，我就在床上痛苦地翻滚，太阳穴两侧酸胀难耐，突突地跳动，像一只飞快弹琵琶的手，拨弄着大脑中每一根神经。

我别无他法，只好用头撞墙。钝痛感能缓解大脑中的神经痛。

我有时候也会伤害自己，外人问起，我就说是被猫抓的。我已经学会扮演毫无抑郁痕迹的正常人。

林睿是最早察觉出我不对劲的那个人。她看到我手背、胳膊日渐增多的疤痕，看到我辗转难眠时转发的微博。

出于关心，她一次次约我出去吃饭聊天，想转移我的注意力，缓解我的痛苦。这样的善意对我来说，是在悬崖边上唯一能够抓紧的藤蔓。

“去好好看看医生吧，你的划痕都出现在脖子上了，我实在是害怕。”她在一次聚会后给我发微信。我乖乖地表示寒假回来后会好好去医院看。

寒假回家，父母之间的摩擦争吵使我的状况更加糟糕，失眠与精神上的痛感愈加严重。

大年初二，父母因为太阳能热水器的维修问题大吵特吵，陈年旧事也被翻出来，大有一拍两散的趋势。我情绪爆发，掀翻了桌子，与喝酒的父亲相互大吼。

我撕心裂肺地向他喊："我抑郁症了你知道吗？你怎么就不知道体谅我！"

"你不缺吃不少穿的，凭什么抑郁！"他恶狠狠地吼回来。

我愤怒至极，一时语结。激烈的情绪无处释放，我从地上捡起散落的水果刀，戳进右上臂。父母被我的动作惊住了，一时间没有反应过来。我疯狂地大吼，语言混乱地诉说，完全不记得自己在说什么，大概是在控诉我不被信任，不被喜欢，总是花家里钱，是个累赘，想把这么多年的委屈悉数倾泻出来。

体力彻底消耗尽后，我跌跌撞撞地摸到椅子附近，瘫在旁边，用仅剩的力气肆无忌惮地哭。爸妈明明什么都不懂，却说都是为我好。

父亲被我疯狂的举动震惊到，没有继续吵闹，默默地蹲下收拾被掀翻的桌子和打翻一地的餐具。母亲走过来坐在一边，语气无奈，又有些震惊："从什么时候开始的？你怎么都不说呢？"

"早就开始了，很早很早我就睡不好觉。永远都在害怕，害怕被姨父、姨妈说，害怕考不好被打，害怕考不上大学，害怕不能专升本，害怕考不上研。我觉得我像个累赘，浪费了你好多的钱，没有像别的孩子一样读名校。"我边说边抹眼泪，"我要不是为了你，早就去死了。我受够了，受够了知道吗？"

"你怎么能这么想呢？我就你这一个孩子，赚的钱就是让你吃穿读书的，怎么可能觉得你是累赘呢？钱花了就花了，你毕业工作不就能赚回来了吗？至于你爸，他喝醉了就是那个德行，醒了什么都不记得，你跟他生气犯不上。他们说你，也是希望你好，方式方法不对，以后你不要那么频繁地去他们家。改变不了他们，咱们自己避开总好吧。"

母亲一边说，一边用酒精棉签帮我消毒伤口。

“咱们有病看病，没事的。你要是有个好歹，那妈咋办？过完寒假回去好好看病，会没事的。”

那晚，我像小时候一样和母亲睡一张床，靠在她身边，碎碎念说着很多以前童年、少年时期的事，被老师欺负，被男生校园暴力，中学时期在学习上的焦虑，一直说到睡着。那晚得到了罕有的安宁和踏实的睡眠。

回北京后，我在安定医院做了一系列测试与各项检查，确诊中度抑郁，并伴随重度焦虑。

走出医院大门口时，我心里略微地轻松了一些。原来这么多年的挣扎和痛苦都是因为确实有病，这样想的时候，自我厌恶也就减少了一些。

按时服药两周后，开始见到效果。我天真地认为只要有医生参与，只要乖乖吃药，它就会慢慢远离我。实际上我和抑郁症的鏖战，才真正开始。

04
我需要的是正确的心理疏导

抑郁症对于我来说，更像是一种疼痛的具象化。原本只存在于概念里的疼痛，似乎从字面意义抽象出来，变成一股时时刻刻包裹着我身体的力量，黏糊糊的。只有吃了药，才会变得松一些，精神肉体上也才多一点活力。

但药物副作用使得我情感变得麻木，出去玩的时候，在一片开怀的笑声中，只有我面无表情地坐着。没有开心的感觉，也无法感受到他人的开心。在不用上课的时候，我不由自主地发呆，脑海中一一回放成长过程中发生的一切：亲人的否定，校园暴力，焦虑又孤独的高中时期。想着想着，眼泪就掉下来。

因为长期处于痛苦之中，对身边难能可贵的陪伴，我有一种近乎病态的依赖。

我每天都找话题和林睿聊天，周末约她出去吃饭。看着她亮闪闪的眼睛隔着镜片发光，我能感觉到一丝愉悦。

我越来越在意自己病人的身份会不会影响我们之间的关系。因为性格里强烈的自尊，我不能忍受被当作病人看待，不愿得到额外的同情与帮助。我既依赖林睿，也害怕在她心里，我只是一个需要帮助的抑郁症患者。

我不断问她：我生病会影响我们之间的关系吗？你会觉得我不正常或者很奇怪吗？一遍又一遍地追问，我总是忘记她之前已经耐心地、诚恳地回答过我很多次了。直到最后把她激怒。

“你觉得你这样有意思吗？”林睿的怒意隔着屏幕清晰地传达过来，“我已经回答过你很多遍了。”

“我只是……只是害怕。”

我对她的生气手足无措，捧着手机心慌意乱，不知道该回她什么。

“你自己好好想想吧，我也冷静冷静。”

我害怕冷战，发信息时能感受到指尖冰凉，手指颤抖着打字：“我以后不这样说了，你不要跟我绝交。”

“我没有说要和你绝交，你好好休息吧，我工作了。”林睿看起来非常疲惫。

接下来的很长一段时间，我试图弥补自己犯下的错误，和林睿分享共同喜欢的明星，约她出去玩，找话题聊天。但是她都以“很忙，没时间，要工作”为理由不软不硬地推托。每次被拒绝，我都感觉得到和她的距离越来越远。

就在这个时候，母亲生病了。

她长期处于争吵不休的婚姻中，甲状腺出了问题，生长出来的囊肿内发现了初始状态的癌细胞，需要进行手术切除。

我开始每天在学校、实习公司和医院三点一线奔袭。陪床的夜晚，即使有药物帮助，我也难以入睡。我侧躺在陪床的沙发上，面对着母亲身侧的窗户。洁白的月光柔和地洒进来，感受不到一丝凉意。

母亲睡得也不踏实，隔一阵就会醒来。那时我便会闭上眼睛假装睡着，不让母亲察觉到任何情绪恶化的痕迹。黑暗中，我能感受到她正看着我，目光中有一直没能说出的爱意，还有其他很复杂的情绪。

我就在内心轻轻地说，没关系的，我不怕失去你。你去哪里我就跟你去哪里，不管是人间还是什么别的地方。

2018 年末放假后，我就一个人躺在家里。连续十几天没有出门，甚至没有开灯。有一次勉强站起来去厕所，路过洗漱间的镜子，看到一张形容枯槁的面容。我很久都没反应过来那是我的脸。

我那样愣愣地看着镜子，忘记了刚才要做什么，也记不起来上次照镜子是什么时候。

林睿看我很久没有更新社交状态，过完元旦的第二天主动联系我，约我外出吃饭。

她和我讲了她这一年的经历：投资失败，旅游被抢，与恋人分手，亲人去世。她说因为自己这一年过得太糟糕了，没有能力给我足够的支持。说起亲人的离世，她掩面痛哭，说那些“去世了的人会化身神灵陪伴”“会变成星星在天上看着”之类的话都是骗人的，人没了就是没了，再也看不到了。

那天我们从日式火锅店出来后，又去附近的星巴克，聊到星巴克打烊又去肯德基。直到聊到街上所有的店面都关门后，我们各自回到住所，继续用微信聊到次日凌晨。

与林睿和好的同时，母亲也终于康复。在车站送走母亲后，我找到一位小有名气的文身师，将我与妈妈的合照画成剪影，文在左肩上。当震动的针尖把我和母亲的剪影一针一针地刺进皮肤时，好像我们之间多了一层连接。

我与母亲开始经常视频电话。母亲反复告诉我，只要高兴，喜欢什么就做什么，喜欢写小说就写，想要换专业就换，什么高兴做什么，只要我好好的。

我以为一切都在变好，但抑郁症正在酝酿着新一轮的攻击。到了2019年秋天，病情又开始发作。

林睿给我推送了她好友的微信名片：“她在美国念心理学博士，在心理咨询中心实习很长一段时间了，以后有情绪不好的时候，可以和她说说的。”

她怕我多心，又补充一句：“我不是让你不要问我，也不是嫌弃你。只是我不是专业的，终归帮不到你。”

林庭安的确是专业人士，很快聊到了我的童年经历。

“成长的环境对你不友好，你对自己也很残忍呢。”她很温和地说道。

“我对自己残忍吗？”我意识不到，强行解释，“我只是觉得要变得更好，才会被家长更好地认可。”

“那你定义的好和被认可，是怎样的呢？”她问我。

“能去名校读书，一周可以读三本书。早晚背单词，周末要学习专业知识和练习自己喜欢的小说写作。不可以偷懒，要勤运动，多跑步，早点好起来。”

“都没给自己休息的时间，那你换过来想想，你会用这些条款去要求你在乎的朋友们吗？”林庭安问我。

我一愣，沉默了几分钟，无奈地承认：“那从这样的角度看，似乎是很过分哦。”

“我没怎么和你接触，不过通过和你聊天，以及林睿反馈给我的信息来看，感觉你是个很有爱的人，细腻，敏感，为了别人可以不计回报地付出。这样的大爱偶尔也分一点给自己吧，不要只想着别人了。”

“那……我对自己要求低一点，也不算偷懒，没关系的对吗？”

“当然！”

林庭安的每一个字都像是环抱在心上柔软的手，带来属于人间的热热暖暖的温度。

有次求职遭遇打击后，我准备结束一切，于是给她发了一条信息：

跳出心理咨询师的角色，只是作为一个普通的人，看着另一个人长久地在绝望中浮浮沉沉，你是否也会同意，与其这么痛苦，不如早些结束?

她很快回了信息：

可是我不是那个能够冷眼旁观的普通人，我是你朋友。

屏幕跳出这行字的时候，我的眼泪重重地砸在手机屏上。就像一个被欺负了好多年的小孩，我感到委屈极了，我说：“我觉得很辛苦，坚持不下去了。”

“虽然我不可能完全体会你的痛苦，你可能已经到了一个临界点，过不去了，但是我希望你能再等一等，再给自己一点时间。哪怕是几天，几个月。世界上没有完全的感同身受，我知道你坚持得很辛苦，只是想让你再等等。”

没有挽回，没有苦口婆心，而是完全理解我所说的痛苦。她唯一的要求，就是再等一等。

“你一定要记得，即使你认为全世界都不在意你会自杀这件事情，我和林睿也是非常非常在意的。”林庭安似乎知道我内心所想，再一次直击内心要害。

“会吗？我和你认识也没多久。”

“那也是朋友了呀！况且我在乎林睿的感受，而林睿在乎你。她在乎的人当然我也会放在心上，这就是双重在意啊。”

林庭安说得很温柔，很诚恳。

我没有再继续回复林庭安，在我即将放弃自己的这个夜晚，林庭安使我意识到我并不是一个不被在意的人。也因为意识到这一点，我放弃了结自己的计划。我找了个无人的角落痛快地大哭了一场，揉着红肿的眼睛回寝室，继续大多数时间勇敢偶尔懦弱的生活。

睡前，林庭安发来一句话：“世界是一个闭环，你从来都不是废物，你永远都被这个世界需要。”

05
我开始感受到大家的关爱

我将求职不顺的情况告诉父母，他们没有像我想象中那样训斥我，反而安慰我说这都正常。母亲建议我将简历和作品集整理好，带去给同行业的哥哥看，让他提点修改建议。

哥哥自从知道我的抑郁症后，从未发表任何意见，只是不再像以前那样频繁地否定我。他一边翻着简历，一边说：“你已经很好了，从专科一直读到研究生，很努力，很听话。”

见我有些受宠若惊，他微微叹了口气说：“其实我也不知道为什么，我们明明是同辈人，相处模式总像是隔了一代。每次训斥完你以后，我也很难受，但就跟控制不住一样。以后你长大了，我们就平等地交流，我再也不说你了。”

走出哥哥家大门的时候，我心里轻松很多。

新冠肺炎疫情期间，就职报到被顺延，我在家里与父母共处了很长时间。他们对抑郁症有了更加深入的了解，会主动查询我所吃的药物。

我也从父母的描述中得知，姑姑、奶奶包括父亲和爷爷，都多少存在一些抑郁症的可能。我可能是遗传。不过这并不是一个明确的答案，毕竟从医学角度来看，抑郁症是否与遗传因素相关，都没有盖棺定论。

但这些信息让我理解了父亲为什么会经常毫无缘由地失控，在他控制不住情绪“发疯”的时候，他也是挣扎的吧。

疫情缓和后，我和许久不见的林睿再度相聚，还见到一直活在微信里的林庭安。林睿即将结婚，那晚我们都有些微醺。林庭安开车先送我回公司寝室，路上母亲发来视频，父亲在旁边抱着家里的狗跟我吐槽那是个贪吃能睡爱惹祸的家伙。我挂掉电话后，闭着眼睛感受从车窗飘进来的凉凉的夜风。

我想起不久前看的《丈夫得了抑郁症》这部电影，想起里面妻子陪伴一个抑郁症丈夫的艰难，就喊身边的林睿：

“林睿！”

“嗯？”

“我觉得你好难得，没有人能够坚持陪伴我这么久的。”

“关键还在你自己，我们只是辅助而已。”她淡淡地说。

“一切都在变好对吧？”我轻声问她。

“当然。”她带着醉意笑着答。

我想以后的路，或许依然要与抑郁症相伴而行，有许多的纠结痛苦依旧在远方等我，又或者会在哪一天突然好起来。但都没关系，既然已经逐渐走出黑暗，就绝不能让自己再次跌落回去。

我说：“即使一直这样吃药，只要能和它和平相处就好，不奢求别的，接受是最好的办法。”

“有进步哦。”林庭安回头对我眨眨眼。

我们三个在车中开怀大笑。

撰文：周鑫

在我的状态逐渐稳定且恢复良好后，我跟父母很正式地聊过一次，对于我患抑郁症这件事情，以下是他们的一些看法。

妈妈跟我说：

其实之前就不是很对劲，我记得大二的时候你跟家里打电话总是哭，回家过暑假半夜起来总看见你开着房间的灯坐在电脑前发呆，第二天眼睛红得像兔子，却只是说专升本压力大。现在想来应该那会儿你就已经开始失眠了。

收到研究生录取的通知后我跟爸爸都很兴奋，但我记得你当时在电话里一点高兴气儿都没有，就好像考上的是别人。后来回到家里，有一次跟爸爸吵架，直接一刀划了胳膊，把我们都吓坏了！然后你才哭着说上医院确诊了抑郁症。

知道你抑郁以后，我好几个晚上没睡着觉。我把你从小到大的经历都回忆了一遍，还是没想明白到底哪里出了问题。不缺吃，不缺穿，全家溺爱，怎么就得了这个毛病？

后来我也问过你，你跟我说就是学习压力大，这个病属于脑部病变，跟我们的教育没啥关系，我才慢慢接受了，但还是会担心，觉得这个病如果被别人知道了，会影响到你上学和找工作。所以我还是会不断嘱咐你：真正明白、理解抑郁症的人还是少数，在外面千万不要跟别人说，让人家背后议论是个精神病或者疏远就不好了。

现在就还挺好的，吃药稳定，定期咨询，你自己也比较注意保护隐私，比起前两年我就放心多了。

爸爸跟我说：

之前根本没听说过抑郁症，其实刚开始我挺难理解的。我的成长经历比你可惨多了，年幼丧母，过继出去，寄人篱下，我也没抑郁。但是当我看到你疯了似的割自己胳膊，我才意识到这个病真的还挺严重。

刚开始我总是劝你大度，要想得开，但是你跟我说这个毛病就是脑子病变了，没有想开的能力，所以才有各种症状。明白了这些之后我也就不再劝你了，只是时不时地打视频电话多问两句心情怎么样，遇见什么事让你不高兴了。我总是跟你妈一样，不断叮嘱你，不该听的话不听，不喜欢的人离远点就完了。但我知道跟你碎叨多了你反而心烦。

现在你毕业参加了工作，情绪比以前稳定了很多，之前因为吃药发胖也逐渐瘦下来了。其实你妈妈比较担心，我觉得这不是什么大事，别人的看法没必要往心里去。

后来，我跟你妈妈闲聊时发现你得的这个双相情感障碍有可能是有遗传的原因在，因为你的姑姑和奶奶都有这个症状。可能就是你本来体内就有这个病的遗传因素，遇到压力就发病了。

现在，对我们家来说，其他都不重要，能好好生活就不叫事儿。

医生说：

寄养不仅会让父母错过孩子的童年，甚至会影响孩子一生。

从心理学角度看，童年时期的亲子关系会内化成孩子内在的关系模式，从而形成孩子的性格特质，决定他们未来的命运走向。良好的家庭氛围和健康的亲子关系对于孩子成长过程中的性格塑造和心理发展有着至关重要的作用。

本文作者的父母因为经济问题经常吵架、关系紧张，到了姨妈家后，姨父严苛的生活规矩、姨妈无意识的言语暴力，再加上寄人篱下的情绪压抑，还要生活在优秀表哥的阴影之下，使作者的自我价值被不断否定、打压。不管是原生家庭还是寄养家庭，都给孩子营造了非常糟糕的成长环境。

孩子跟自己的父母之间无法形成良性的亲子依恋关系，还因为被寄养，产生了被抛弃感，从而失去安全感。作者甚至觉得自己是家里的累赘，没有被爱的自信，导致性格自卑、懦弱。而在寄养家庭中，她又养成了刻意讨好他人、处处放低自己、时常隐忍沉默等性格特点。最后情绪积压太多，得不到疏导和发泄，造成严重的情感障碍和心理问题，只好通过伤害自己来表达痛苦和愤怒。

因为在家庭中养成的低价值感，导致她在跟朋友相处的过程中容易过度依赖，从而无形中给对方造成压力，一旦对方不堪重负，这段关系就会走向破裂，对自己和他人都会造成情感伤害，这是一种不健康的关系模式。追根究底是因为童年在家庭中未被满足的依恋需求长大后会在外部关系中寻求，如果外部关系也因此破裂，对患者来说相当于情感需求的二次剥夺。

这样的悲剧不管是对孩子还是他的原生家庭，抑或是寄养家庭都会造成非常严重的情感伤害。所以父母在寄养孩子这件事情上，应该要认真考虑且高度重视。如果因为现实因素，实在没办法，不得不将孩子暂时寄养在其他人家，请一定要做好这三点：

（1）事先告知

将寄养的原因简单直白地告诉孩子，并承诺孩子可以和自己随时沟通，给出明确的接回时间，要让孩子明确知道，寄养不是抛弃，是父母不得已的选择。

接回孩子后，也要给孩子一定的时间和空间来适应，不要去试图掌控孩子的生活，也不要去埋怨、责备孩子和自己疏远，用陪伴和爱来增加彼此之间的亲密度。

（2）多联系沟通

必要时设定闹钟提醒，定期和孩子电话或微信视频沟通。不要只关注孩子的学习，多问问孩子的生活、交友情况，引导孩子多表达、多分享，给孩子充足的时间和足够的鼓励，让他们能更好地倾诉自己的心声。

（3）对孩子的求助必须及时处理

如果孩子遇到问题，父母的及时帮助有助于他们建立安全感。当孩子求助时，一定要给到孩子实在的指导和帮助，让他们知道，即使父母不在身旁，自己也不是孤立无援的。

孩子最好还是在亲生父母身边长大会比较好，为人父母之前，大家一定要想清楚自己该负的责任，是否有能力负起这个责任。养大只是基础，养育才是责任。

第四章
对从小社交恐惧的我，妈妈却说你要勇敢

根据《中国抑郁障碍防治指南》的研究显示，抑郁症患者的复发率高达80%。经过治疗后第一次发作的患者以后的复发率是50%，发作两次的患者复发率为75%，三次发作后的患者复发率高达90%。复发率如此高，患者的治疗预后护理工作就显得尤为重要。

【患者档案】

姓名： 张宁　　**编号：** 004

病状：

中度焦虑加重度抑郁

头痛失眠，注意力不集中，全身出汗，心跳加快，兴趣减退，厌学，悲观厌世。

家庭情况：

外婆管教严格；父亲对家庭缺少责任心，陪伴较少；母亲工作繁忙，关注较少；父母关系不和，经常吵架。

01
确诊重度抑郁

我站在空空荡荡的医院走廊里，天花板和墙壁都是素净的白色。高达一米的长廊扶手外，还有一道长长的防护栏。

那个时候我还有精神，恶作剧式地想："这大概是为了预防患者冲动。"而家人就站在不远处，讨论要不要为我做更全面的检查。

最终我确诊了抑郁，那一年我14岁。

走进一间白晃晃的屋子，一位护士坐在电脑前。姨妈把我的单据递给她。让姨妈出去后，护士转过脸。那张和颜悦色的脸上遍布皱纹："你会用鼠标吗？"

我点点头，坐在那个年代已经很古老的大脑袋电脑前，开始了我的第一次抑郁测评问卷。

"你最近是否感觉睡眠不深？（最近指两周内）"

选项是"从不""偶尔""有时""经常"和"总是"。这是我所看到的第一个问题，和杂志上附带的心理测试有很多不同。

我回忆起长达半年的辗转反侧，在"总是"这一栏上打了一个钩。显示器跳了一下，一个全新的界面刷了出来。第二个问题是：你最近是否有兴趣减退，感觉开心不起来的情况？稍一迟疑，我选择了"经常"这个选项。

"你感觉不能集中注意力，难以专注做一件事？"

"你对自我的评价是否降低？"

"常常有自罪观念或者无价值感？"

“认为前途黯淡又悲观？”

“想要（或者已经尝试过）自杀或者自伤的行为？”

“感觉自己思维迟钝或者言语缓慢？”

“有时候会觉得口干、打嗝、腹泻、腹胀、腹部绞痛、心悸、过度换气、叹气、头疼、尿频、出汗？”

……

我被接二连三的问卷搞得有些头昏脑涨。我只记得每个问卷题头上面大概写了一些“汉密尔顿”“抑郁”“焦虑”“自我评估”类的名字，而不记得自己刚刚所做过的选择，只能每一项都思考着按照自己的情况回答。

短暂的问诊中，医生好像并不关心我的痛苦具体是什么。他凝视着我，然后低头快速地在一张纸上写着什么。

大概半小时后，医生叫我的姨妈进去谈话。她出来时手里拿着诊断报告书，大概内容是：中度焦虑症和重度抑郁症。

我又一次进屋。为我接诊的那位医生年龄较大，身穿白大褂，在有绿植的办公室里呈现一种很放松的状态。他看我的眼神很平静，没有过多的悲伤或者同情，就好像这是一件他职业生涯中很平常的事。

他又匆匆问了我几句话，然后有人敲门。一对中年夫妇躲在门外羞怯地探头探脑，医生示意我可以走了。

医院的走廊里，我好像听见有谁在高声尖叫。

我有一种割裂感。我明确感受到，我和他们都不一样。和家人不一样，和护士不一样，和家属不一样，和那边轮椅上尖叫的人也不一样。我不知道我是谁。

02
抑郁症只是心灵的小感冒

小学时，我便表现出一部分社交恐惧症的症状：怕生，不勇敢，害怕在人群面前讲话。

只不过因为我自出生起身体就不是特别好，这些恐慌和畏惧都被家里人理解成一种可以原谅的小小惊恐。他们向我的班主任打招呼，希望能够给予我足够的鼓励和支持。

那时候我的情绪已经不是很稳定，有时甚至突然恶化，或者被过于凶恶的老师、一只连体蜻蜓吓到。家人知道后带我去儿童心理咨询室，我记得咨询一次200块钱。

咨询师所在的大楼非常安静，只有窗外时不时有飞鸟的鸣叫。咨询师阿姨带我来到色彩缤纷的游戏房间，让我躺在她的泡沫地板上身心完全放松。

“放松，现在，从你的脚尖肌肉开始，绷紧，保持，然后再次放松。”

她让我闭上眼睛，说我现在会看到森林、流水，逐渐引导我进入意识深处，问我现在看到了什么，有没有什么动物。

她试图让我沉浸其中，可我总能听到她手上笔尖在白纸上滑动的唰唰声，好像有时候她会因为我的回答写下一长串话，有时候又不写一言。我悄悄用手指抠她的泡沫地垫，摸它们参差不齐的边缘。这种感觉让我好像一半在她构筑的童话世界里，另一半则躺在午后的旧小区地板上，有点分裂。

虽然我觉得除了放松训练比较有用外，其他的暂时看不出意义，但我很愿意配合她。这样我的家人就会在我每次治疗回来后，保持几天不再吵架，不把我当个出气筒。

即便我和同学们有一点点不一样，但我仍觉得我是一个正常的孩子。直到初二上学期，我开始失眠，脑子里空茫一片，就算什么也没有想，也只能迷迷糊糊睡上三四个小时。我在课堂上常常出现头痛，一旦发作，感觉教室的环境像是扭曲而怪诞的迷宫，在我视野里旋转成不规则的圆，让人感到天旋地转。

考试时，我常常看着考卷上的试题陷入茫然。我理解不了试题上的一切，大脑像是停滞一般无法思考，进而全身出汗，肌肉颤抖，心跳如擂鼓。

平时能够依靠同桌或多或少帮助一点，可我是个学生，我总要考试。我的试卷上经常出现大片大片的空白。我有些时候甚至只能盯着它们发呆，直到交卷前最后一刻才胡乱填写一些答案。

老师的授课，我竭尽全力的话，绝大多数都能听懂，可是仍然会在随堂测验和下一次考试中盯着试卷发呆。我开始害怕上学，在清早被闹钟唤醒时，头痛得像是长钉自太阳穴两侧狠狠扎进。

我开始以头痛为理由频繁请假，母亲也曾经带我去医院检查。医生认为我后颈处一处血管血流不畅，这是我头晕的原因。

在失眠大约半年后，我跟家人说了自己的痛苦：我常常无法睡眠，恐怕再难参加考试。

姨妈立刻带我去了当地唯一一所精神医院。医院里都是来去匆匆的医生护士，偶尔有神色凝重的家属挤在窗口前，但他们很少发出声音，这让我觉得远处轮椅转动的声音很明显。

姨妈没想到“心理诊疗”方面的检查如此昂贵，她站在走廊局促地问姨父有没有带足够的钱。姨父从贴身衣物里掏出五张鲜红的钞票，说：“够不够？还可以再取。”检查结束后，姨妈捏着检查结果单跟我说：“这不过是一个小小的心灵感冒。”

03
意外收获很多善意

医生嘱咐我继续上学，给我开了一些药。家人没有给我吃药，但是和班主任打了招呼，我不必参加任何考试，也不必听课，只需要做我自己喜欢的事情，不打扰别人就好。

远在外地打拼的姐姐用第一笔工资给我买了一部电子书，似乎是汉王的品牌，接近四千块，有厚厚的保护套，她知道我喜欢看书。那时候主要看武侠小说，喜欢沧月、江南和步非烟。某个言辞搞怪脑洞大开的台湾作家全集我也曾读过，还因为他和狗狗的故事在课堂上哭到不能自已。

新武侠看完了，就找旧武侠。古龙先生的全集我大致都看过，尤其喜欢陆小凤。我不曾认识那样逍遥的人带我见世界，但有了古龙先生的小说，每当教导主任在走廊里隔着窗户查看听课情况的时候，我只要把书套立起来，就能隔绝外边的现实世界，一脚踏入江湖。

我身体还是不太好，只有坐在角落里看书，把一摞又一摞发给我的卷子叠好，丢进书桌，每周五带回家里，像是某种机械性的行动。我和同学也渐渐疏远，不用考试的我和他们已经缺乏共同话题。

班主任给了我特许，我在心情特别差的时候都可以不经过任课老师同意直接离开教室出门放风。我常常在课堂上突然觉得情绪崩溃，而一个人的操场静悄悄的，只有风很温柔地吹过，有时候腿有一点点冷。可能因为是一个人的关系。

“不要被巡查老师发现呀，要记得躲起来。”他对我笑，眼睛弯弯挤出皱纹，表情平和又放松，“但你心情好是最重要的。”

有时候我也会坐在走廊里，或者去走廊尽头找恰好没课的班主任。班主任的办公室是学校废弃的一间教室，很小，里面还摆满了淘汰下来的桌椅。他就一个人在里面收拾出一块小地方批改我们的作业或者备课。

我给他取了个外号叫作“企鹅”，因为他走路的样子很可爱，身材有点胖，又很温柔，萌萌的，和动物世界里毛茸茸的企鹅挺像。他是个很好的人，他女儿比我小了一届，也在我们学校读书，总是年级第一名，我常常在升旗仪式后的表彰大会上听她发言。

其实我也不知道要跟他说什么，更多时候只是想逃避吧。我会在课间告诉他：“我想和你谈谈。”而他默契地在下节课开始前把我叫走。我觉得这个方式足够体面，看吧，是老师要找我的，不是我自己撑不下去。

有时候我跟他讲我最近看的书，或者讲我的咨询师。更多的时候，我告诉他我的焦虑和不安，我父母的逼迫。

我原以为他不能理解我，教出年级第一的女儿的爸爸应该很严厉吧，尤其还是老师。他应该会更多地站在父母的角度让我就范。但他不会，他只是做个倾听者，眼睛直视着我。我有时候会哭，后来我发现他在办公桌上放了一包心相印的抽纸。

大概三个月以后，我做出了不再读高中的决定。不顾班主任的挽留，从学校休学。通过与咨询师的长谈，我正视了自己，我的确已经做不到了。

04
我在痛苦的治疗中反复发病

离开学校会觉得寂寞，但我再也接受不了我最要好的同伴告诉我说，真羡慕你不用考试啊。每次听她这样说，我都会想起小学时候没法参加舞蹈排练，只能坐在教室里看着那些同学大汗淋漓地回来。她们也说好羡慕你啊，不用排练。

从学校回到家中一个月后，母亲带我去过一趟省会。医生姐姐问我是否觉得自己智力有问题，我坚决点了点头。如果能把责任推卸到我是天生智力残疾上，那么一切都有了解释。

可是智力评测结果出来了，尽管我仍然害怕考试，但在面对智力答卷时，我还是取得了超出平均值的成绩。

回到家中后，我开始服用抗抑郁药物舍曲林。舍曲林的味道很奇怪，又苦又辣，它融化的速度很快，只要我吞咽稍一迟疑，就会在我舌根融化成白色粉状，粘在舌头和牙齿上。

在吃药一周后，四肢经常抑制不住地颤抖。手臂悬空，肉眼能清晰地看到肢体末梢在抖动，无法静止。颤抖，失眠，恐惧，食欲减退……这些副作用在我身上一个又一个地显现，姨妈带我再次去了一趟本地医院，医生开了一些安眠镇静药物给我。

吃了镇静药物后，我开始嗜睡，白天、黑夜都困。大多时候都是躺着。半年以后，身高1.55米的我，体重达到了130多斤。

为了对抗药物的副作用，也为了抑制胡思乱想，在难得清醒的时候，我开始接触网络游戏《魔兽世界》。在游戏群里，我认识了一位比我大一岁的男孩子，我们一见如故。

他是个南方人，声音很好听，会做饭，热爱做家务，但就是胆子小。他会在所有在线时间陪伴我，线下也随叫随到。

半年后，抑郁症加重，我的情绪越来越低落。而他不再愿意安抚我的情绪，态度越来越敷衍。我想让他哄哄我，就说："我想和你分开了。"短短十分钟内，男孩删除了我所有的联系方式，甚至游戏里的好友关系，从我的世界里彻底消失。

其实我还没打完字，在他秒回"好"之前，我就想说"但是我想了想又不想了"。抑郁症患者最容易患得患失，既然早晚都会失去，为什么不趁早失去，还免得白白伤心。我想这样的结果也好。

抑郁症发作的时候，我对一切事情都没有兴趣，包括喜欢吃的美食，爱玩的游戏。就算想要和闺密一起出门溜达一圈，也会因为浑身无力而缩回脚步。我躺在床上，不想吃，不想玩，不想和人沟通，也不想听到任何人的说话声。不想动，不想上厕所，不想出门，不想睡，也睡不着，不想起来做任何拯救自己的活动。或者说我想起来，但我做不到。

我连洗脸和刷牙都懒得做，有时候为了让家人不要担心，我就撩点水打湿牙杯和牙刷。好像是一切都失去了色彩。我看不见未来。感觉稍好一些的时候，我还是会努力挪动一点身体，尝试找点好吃的东西，或者查找本地有什么有意思的小店。我有时会带上母亲，她爱美，喜欢把白发贴根剪下，可原本满头黑发的她现在头上参差不齐，像豪猪一样。

我尽量珍惜每一点能够触及的欢乐，珍惜每一个想要活下去的机会。我在网络世界中遇到过不少人。可能因为有网络这个虚拟世界的掩护，我在很痛苦的时候会尝试向他们倾诉。关闭屏幕以后谁也不会记得谁，但是那些安慰和陪伴，总是切实有效。现实世界里的倾诉就危险得多，从实习单位下班的第一天，单位的负责人就给我家人打了一个电话，隐晦地提出，你家孩子是不是有什么毛病。

单位退回了我的实习申请，我又一次缩回家中。被背叛的感觉很愤怒，又挺可悲。家人分析同事是想和我争夺一个工作机会。

有时候觉得生命漫长无措，会兴起结束它的念头。姨妈就会给北京心理危机研究与干预中心打电话。电话那一边总是有人给予我温柔的回应。

“你现在的痛苦指数是多少分呢？方便做一个评估吗？”

他们引导我思考，让我从痛苦中转移注意力。他们总是问很多问题，比如：“最近一个月的睡眠好吗？最近半个月有没有发生什么让你觉得不好的事情呢？最近这半年有没有发生什么事？你是因为什么感觉痛苦呢？最近有没有喜欢做的事或者感兴趣的东西呢？”

我对着电话痛哭流涕，他们会继续耐心回答我：“我知道，我了解，我明白你的痛苦。”我不讨厌他们问很多问题，这会让我感觉到被听见了，就没那么孤单了。

大概每次半个小时，他们会重新回到这个问题：“现在的痛苦度如果还能用百分制的打分测量，你觉得是多少呢？”

干预热线的志愿者们会提醒我注意“过去”和“现在”。每一次，我的痛苦都会有显著下降。可能分享和倾诉确实是有效的，很多当时觉得无法过去的事，也不过就是如此，它们过去了。每隔半年或者一年，他们会回访，问我最近过得怎么样。有时候只是为了等这样的一通电话，我也想坚持下去。

05
通过做手工找到疗愈出路

为了给自己找点支撑，以及挣点钱养活自己，我开始做羊毛毡工艺品。

这是一种以羊毛为主要材料的工艺品，将它们铺在海绵垫上，以戳针不断戳刺，塑成玩偶、娃娃、首饰等各种形状。这个过程很治愈，单纯戳刺在羊毛和海绵里就能给人以发泄的爽感，更别提戳制后的成品可以做成胸针、挂坠或者冰箱贴等一系列可爱的生活小物。我最喜欢做小猫小狗，还算可爱，有不少人愿意照顾我的生意。

最开始我做羊毛毡的时候非常容易扎手，就算戴了牛皮指套也不能避免。工具针极为尖锐，所以才能深入羊毛内部，利用针上的倒刺进行毡化。我把这个难处告诉手工群里的朋友，有人直接为我定制了一副牛皮加猪皮的可弯曲指套。后来“旅行青蛙”这个游戏流行时，我送了他一个呆呆端坐在手上的呱儿子。

后来我发现我不太擅长做仿真的猫狗，素描老师说是因为“型盲”和没有“空间结构感”的关系，但是好在我做的一些其他小东西都很可爱，也或多或少有人会喜欢。总有用处的。

这种让我觉得自己还有用的生意大大缓解了我的痛苦。我喜欢给我的工作定一个明确的交付日期，这份责任催促我能从床上爬起来。我想前进，做个能正常生活的姑娘，有收入和工作，也有属于自己的一份爱好。

好几次我躺在床上，想要放弃生命，会因为想到某些单子没有做完，某个承诺没有兑现，一份一份退定金特别麻烦，就鼓励自己，你看，还有人需要你的，有人喜欢你。

在给予我帮助的人中，有一位自称“凯文汪”的朋友。他是我在一款猫狗游戏中认识的，他曾经收养过一只和我网名一致的小流浪猫，正好花色也是我最喜欢的橘色。

他给这只小橘猫定制了许多毛毡产品。因为我本身体质糟糕，不能养猫，凯文汪会给我发许多橘猫的照片，给我讲很多橘猫的故事。它是一只稍微有些暴躁的小猫咪，似乎不太喜欢自己的饲主凯文汪。凯文汪向我解释说这是因为猫狗关系常常不融洽。

虽然猫咪没有那么配合，凯文汪还是会给我拍它的照片，各种角度、姿势。大“橘”为重，猫猫真的很讨喜。

有时候我向凯文汪安利我喜欢的漫画作品或者喜欢的演员，他也会认真和我一起欣赏，认同我，和我一起讨论。凯文汪，这只网络上以狗为名的朋友，给予我内心深处的小猫最大限度的认同和关爱。他告诉我不要死啊，虽然生活艰难，可还是有希望的。

20 岁那年，我重新捡回了写作的老本行。在接单的小小圈子里也算是有了一点名气。虽然生活仍然难以自给自足，身体依然孱弱，不能长时间劳动，可是总算能够挣上一点零花钱，为自己征得一线活路。

从被诊断出抑郁症已经有10年了，按时吃药也已经超过8年。其间我更换过一次药物，也曾经在全国最好的精神心理医院住院，我复发过大约三次，想要死亡几十次，可是 3650 多天过去了，我还能够每天拥抱早晨灿烂的阳光。

身体稍微有了些好转，在住院期间发现同病房的女孩在护肤，我也跟着讨要，装模作样地揉匀，擦在脸蛋上，想自己是个正常姑娘。我逐渐学会了和这只黑狗相处，虽然旅途遥远，可我总是在努力。家人朋友们也不一定常常照顾到我的情绪，可我知道他们爱我。

我尝试做饭，认真护肤，偶尔喷一点香水。最重要的是，每天都遵照医嘱按时足量吃药。每次运动的时候，每一次走在阳光之下，我都觉得我是个可爱又棒的姑娘。每次从睡梦中醒来，我都活着，并且想一直一直活着，每一天都要记得快乐。

撰文：张宁

母亲看了我写的这篇文章后，说她也要写一篇来鼓励鼓励我，我说那你就多写点吧，希望能鼓励到更多其他的患者。

作为母亲，我很佩服我的女儿。

女儿写的这篇文章我看了两遍，很震撼！

看第一遍时我情绪特别激动，不知不觉已泣不成声；看第二遍时，虽已理性了很多，但还是禁不住流泪。这是我女儿患抑郁症10年来的真实写照，其中的每个场景都深深地印在我的脑海里，永世不忘。

从最初的辛酸、苦闷、彷徨、无奈、无助，逐渐到接受、理性、希望、抗争；从不向命运屈服、同病魔抗争、一次次与死神擦肩而过，到向阳而生，逐渐向着光明迈进。

女儿，妈妈想对你说："你真棒！加油！"

（1）我们的抗郁十年路

看了女儿的文章，她十年来抗抑郁的所有事就像过电影一样在我脑海中闪现。她失去了太多，付出太多，忍受了常人不能忍受之痛，不仅要对抗身体上的痛楚，还要对抗精神上的孤独、寂寞。

女儿非常坚强，克服重重困难，与病魔抗争。作为母亲除了给予精神上的鼓励，创造好的养病条件外，总是觉得力不从心。

一晃已经十年了，十年间病情虽有反复，要靠药物维持，但随着年龄增长、人生阅历的增加，她也看开了许多，病情总体平稳向好。我们还要一起继续努力，前路漫漫……

其实从有发病的苗头算起，不止“十年”。她是从小学三年级，受“突发事件”影响，开始有了轻微症状，只是还没发展到一定程度，一直到初二上半学期才发病，那时候已经很严重了。当时我发现她学习效率降低，背课文好长时间都背不下来，学习很吃力。直到有一天清晨，女儿冷静地告诉我说：“妈妈，我病了，得上专科医院看病。”我听后，如五雷轰顶，绝望、焦虑、担心一起涌上心头，心里就像堵了一块大石头。我的心理平衡被打破，不得不面对严峻的现实。

到医院后，女儿确诊为抑郁症。其实我心中早已知晓，只是不愿承认。医生说：“这就是心理上的小感冒。”还告诉孩子“只要按时吃药，积极配合治疗，很快就会好起来的”，尽管医生说得轻松，但我知道绝没如此简单。我心里感到彷徨、无助、自责、内疚。尽管如此，在严酷的现实面前我不得不打起十二分精神，振作起来，带孩子边吃药边做心理疏导。

作为母亲，对于孩子生病我感到很自责，同时，也很担忧她的未来。看到她被病痛折磨，吃药副作用很大，嗜睡、浑身乏力、食不甘味、睡眠障碍、对任何事物都不感兴趣，我很揪心、很焦虑，但也不知道该怎么办，我只能幻想如果有可能我愿意和她交换；我还去佛前许愿“愿用自己减寿来换取孩子的病情快些康复”；

有一阵儿甚至自己都要抑郁了，心就像被一铁箍箍住，堵得密不透风，喘不过气来。好在我自控力强，意识到不能倒下，要做孩子的坚强后盾。通过自我调整，心态平和了许多，情绪也稳定了。现在我已看开，对于一切人和事都会用一颗平常心去对待。

（2）我的反思

中国有广大抑郁症群体，虽然病因千差万别，但症状基本都是相同的，主要体现为情绪低落、兴趣丧失、无快乐感、精力减退等。女儿患病的原因是多重的。首先，她性格要强，自尊心极强，也很敏感，凡事都追求完美，这种性格特质的人做事认真、执着，但很容易钻牛角尖，遇事不会变通。

上小学时，为了激励她更上进，我曾半开玩笑地说，到18岁就要她自己独立了。不承想她竟然当真了，这给她增加了无形的压力，为她之后的患病埋下了祸根，对此我追悔莫及。其次，由于从小体弱，家人给她无微不至的呵护，使她缺少接触外界锻炼的机会，缺乏挫折教育，一路顺风顺水缺乏解决问题的能力，这种过分的宠爱并非好事。再有就是外婆的严格要求，加上父亲对家庭的责任心不强，与孩子单独相处的时间少，我们还总是吵架，这样的生活环境给女儿造成了心理创伤。

还有小学三年级的“突发事件”——曾相隔半年两次在学校操场上遭到高年级同一名男生无缘由的殴打。虽他事后道了歉，但对女儿的伤害已经形成，从此她变得胆小，上课不再积极发言，这成了她患病的直接导火索。

以上的林林总总都和女儿患病相关。如果时间可以倒流，我想我应该能知道怎样做，怎样使女儿身心健康，更有利于成长。

可是，人生没有如果。

（3）我的感悟

有些事，不管我们愿不愿意，都要发生；有些人，不论喜不喜欢，都要面对。人生中遇到的所有事和人，都不以我们的意志为转移。愿意也好，不喜欢也罢，该来的会来，该到的会到。没有选择，无法逃避。我们能做的就是面对、接受、处理、放下，既来之则安之。我觉得不管是患者还是家人都要面对现实，心态放平和，保持一颗“平常心”。

通过观察，我觉得抑郁症的病因和病人的先天性格因素、从小所接受的挫折教育、周围的生存环境、童年的创伤经历都是息息相关的。

抑郁症病人大多是天生的敏感性格，做事很执着，好面子，追求完美。遇到这样的孩子，要多加引导，循循善诱，告诉他们世上没有十全十美的事，不完美就是最大的完美。

抑郁症病人在顺境下，还能做到顺风顺水，一旦环境起了变化，出现“小插曲”，遭遇挫折，就不行了。他们不能像常人一样从失败中总结经验、吸取教训，没有屡战屡败、屡败屡战，直至胜利的勇气。所以家长要从爱孩子出发，从小就教育孩子勇于正视挫折、失败，并从中吸取经验教训。遭遇挫折、失败并非坏事，反而能培养孩子坚韧不拔的性格，这对他今后的人生之路也是一笔宝贵财富。

同样，周围的生存环境在孩子的成长过程中至关重要，甚至起到了举足轻重的作用。外部环境、家庭环境，对孩子的身心都有影响。试想孩子如果生长在友爱、和睦、理解、平等、尊重的家庭氛围中，那么肯定会成为阳光、乐观、开朗、活泼、友善、积极进取的孩子；否则会成为阴郁、低沉、沉默寡言、消极懈怠、冷漠的孩子。家长们要努力给孩子营造一个利于成长的环境。

另一个不容忽视的因素就是孩子童年的创伤经历，这会对孩子造成不良影响，甚至会直接导致孩子患病。我女儿就是个例子。

作为家长，在孩子的成长道路上责任重大，不但要照顾好吃、穿，更要注重心理素质方面的教育，从多层面呵护孩子，使他们尽量不要受到伤害，即使受了，也要引导他们从事件当中尽快解脱出来。

（4）我的感谢

女儿患病期间获得了许多人的无私帮助，既有家人、老师、医生，也有素未谋面的网友，在这里我要向你们说一声“谢谢了”。

由于工作忙，很多时间都是孩子二姨替我接管她，帮我照看孩子，上学时接送，看病开药，精神上引领、倾听、安慰，等等。孩子对她很依赖，什么事都爱跟二姨说。她不是妈妈胜似妈妈，付出的精力比我都多，这种恩情没齿难忘，我一直铭记于心。

特别感谢女儿的初中班主任赫老师！他平易近人，对女儿和蔼可亲，与女儿亦师亦友，在孩子人生低谷时，理解尊重孩子，经常和孩子谈心、开导孩子，给予了她无私的关怀和帮助，甚至特许孩子，在感觉情绪崩溃时，可以不用请假直接走出教室稳定情绪。

在照毕业照时，孩子没到场，为了不给她留下遗憾，提前预留出位置最后把孩子的照片P上去，让女儿有了一张特别有纪念意义的毕业照，也是唯一的一张。（小学、中专孩子都没照。）

还有网上许多知道或不知道名字的网友，是他们在网上不厌其烦地倾听、理解、支持、开导、安慰女儿，陪女儿玩游戏转移注意力，使女儿的情绪逐渐稳定；以及心理热线的咨询师，用款款细语安慰开导，给予女儿心灵的慰藉，把女儿一次次地从情绪崩溃中拯救出来。

女儿现在的状态是与太多人的付出分不开的，我真心地感激他们，在这里道一声：“恩人们辛苦了！”

（5）抗郁心得

世人对抑郁症了解不多。病人的行为习惯、处世方式比以往都发生了颠覆性的变化，多数人会认为他们另类、矫情、不正常，因此不理解他。

抑郁症被称为“精神上的癌症”，病因不详，得上很难治愈，而且还爱反复发作。女儿曾跟我说，“感觉就像掉到一个深洞里，深不见底，四周充满黑暗；对一切事物丧失欲望，那种感觉很特别，总有想死的冲动，想获得解脱。但每次想到亲人的付出和期待，又会恋恋不舍。”得了这种病是很痛苦的，我们虽然不能感同身受，但尽量做到不歧视他们，要理解、包容、尊重他们，给他们温暖、关怀和帮助。

抑郁症患者都非常敏感，她们的思维和常人不一样。我们听起来很正常的一句话到他们那里就变味了，他们的情绪上一秒还艳阳高照，下一秒就狂风暴雨了，堪比川剧的“变脸”。不能用直白的话刺激他们，有些话能说，有些话不能说，有些情感只能埋藏在心底。

作为患者要认识到：患病是不以我们意志为转移的，既然患上了就要面对它，既要重视它，又要藐视它，要有战胜它的信心和勇气。

人活在世上不容易，在人生路上无论遇到什么糟心事，我们都要坦然接受，兵来将挡，水来土掩，做到勿以物喜，勿以己悲。

一位禅师曾教导小徒弟“要用一颗平常心去对待事物，做到随时、随性、随遇、随缘、随喜”。心态对战胜疾病是至关重要的。

战胜抑郁症，外因是次要的，只起辅助作用，内因是主要的，起决定作用。患者要有坚强的信念，相信自己一定能够战胜病魔。犯病时，自控力是关键。自我调节、控制，保持冷静，减少冲动，不要紧张、害怕、担心，相信一切都会慢慢过去。

我们家在抗郁路上，也曾有过误区。我的经验是有症状就要早发现早治疗，有病要趁轻治，不能等、拖，要到专科医院去治疗；积极配合医生治疗、用药，定期到医院复查。在抗郁的路上没有捷径可走，一定要遵从医嘱，不要擅自增减药量。

一晃十年过去了，虽然走得很辛苦，但是有那么多好心人的陪伴，我们非常知足。在此借用诗人陆游的一句诗与大家共勉："山重水复疑无路，柳暗花明又一村。"

医生说：

经过治疗恢复的抑郁症患者，仍有30%会在一年内复发。因此，抑郁症患者需要进行维持治疗，预防复发。

第一次发作后治疗恢复的患者，药物的维持治疗时间为6个月到一年。

若为第二次发作，主张维持治疗的时间为3至5年。若为第三次发作，应长期维持治疗，甚至终身服药。

暨南大学附属第一医院精神医学科主任医师潘集阳教授曾表示："抑郁症患者都有一个错误的认识，认为只要一次治愈就好了。

其实精神心理科的疾病与内科的其他慢性病（高血压、糖尿病等）是一样的，一旦复发三次以上，最好能长期坚持服药，防止病情复发。”

在病情缓解后很多人就开始问什么时候能停药，抑郁症的药物治疗最怕过早或不遵医嘱自行停药。因为药物治疗虽然可以让病情缓解，但改变不了抑郁症的自然病程，也就是说要等到身体的自我修复功能恢复才可以。

如果停药太早，病情会复燃，再次出现抑郁。临床上主张抑郁症患者应该服药至少 6 个月以上。患者的看护人也要注意观察患者是否自行停药或经常漏服药，发现这种情况就要提醒督促他们按时服药。

抑郁症复发的诱因有很多，比如再次出现的压力事件、季节变换、体内激素变化等。在患者病情稳定后，根据具体情况，需要调整对患者的期望和人生规划。假如患者家族中有抑郁症、双相障碍或其他精神疾病的先例，患者童年又经历过虐待、忽视或分离等负性事件，或者患者发病时病情严重，曾尝试过自杀等，都预示着患者复发的可能性更大。

患者后续最好避免从事压力很大的工作，包括精神压力和身体压力。患者能够保持规律的生活、按时进食，拥有良好的睡眠，这些比什么都重要。患者自己也要做好心理建设，这样在疾病复发时才不至于感到挫败，要继续按医嘱治疗。

本文作者发病是小时候在学校两次被莫名暴力伤害导致的，但是围绕在她周围的大部分人都怀有爱和善意，有父母亲人的理解和支持、学校老师的耐心和陪伴、网络上陌生人的开导和倾听等等。相对于其他患者来说，她是非常幸运的。

就算是这样她的病情也反复了十年，而她病情的复发大多是自己的性格造成的，自我要求高、凡事追求完美、要强偏激等等，都会形成内在压力，不断冲击着患者的心理防线。

为了防止抑郁症的复发，患者首先要做到能信任医生，能严格遵守医嘱，不要自行停药、断药；可以通过一定程度的运动来进行辅助治疗，但是切记不可过度运动，否则可能会得不偿失；疗愈性的活动也可以长期保持，比如音乐、绘画、手工等，不要带着功利心去做，只是把它们当成自我投入的工具会取得良好的治愈效果。

家庭其他人员也要配合患者积极地创造良好健康的内部环境。父母关系的和谐，亲子关系的亲密，日常的鼓励、沟通、倾听等都很重要；对于自我要求高的孩子，父母要给孩子思想减压，不断地引导他们放松地面对生活，不要太过紧张、焦虑，不要给自己太大压力。

抑郁症是间歇性病程，虽然治疗后会有很长的平稳期，但还是有可能会复发。患者和身边人都要做好心理预设，在此基础上还是要怀有希望，相信一切都会好起来。

第五章
我是母亲“鸡娃教育”的失败品

2010 至 2020 这十年，每年的高校毕业人数从 575.4 万飙升至创纪录的 874 万。人才越来越多，竞争也越来越大，整个社会深陷内卷教育和“鸡娃”大战之中。家长们往往只关注孩子的学习成绩，而忽视了孩子们的心理成长。孩子们过早地承受学习压力，各种心理问题悄然滋生。

【患者档案】

姓名： 夏　　　　**编号：** 005

病状：

中度抑郁

注意力不集中，思维迟缓，烦躁失眠，情感麻木，自我厌恶，有自杀倾向，病耻感强。

家庭情况：

母亲性格强势，习惯打压式教育；父亲极端理性，对人生选择的投入产出比执念很强。

01
我被父母逼成刷题机器

高一那年，我考上市里最好的高中。同年暑假，我开始了“十年级申请十年级”的美国高中申请。

申请好的寄宿美高需要考托福，考SAT。我连续考了两次托福，成绩都没有过100分。在美高申请中，托福105是一个坎。跟我旗鼓相当的朋友们一个个都迅速刷到了110，而被父母寄予厚望的我却栽了大跟头。

妈妈跟我说：“你就是没有人家能坐得下来，吃得了苦。人家一天能刷3套听力，你呢？”

爸爸对我说：“你要知道，现在你在人生最重要的阶段。投入产出比是最划算的，你现在每一点的付出都能改变很大部分的未来。”

十月份的时候我离开了我就读的公立高中和朋友，开始在新东方和家这两点一线之间奔波。

就是在这个时候，我发现自己好像出了某种状况。当我坐在电脑前刷题的时候，我开始什么也听不进去，看什么都脑壳疼。有的时候我把手机收起来，坐在电脑前也只能发呆。我干脆破罐子破摔，拿着手机，却不知道干什么。那些平日里用于消遣的网络小说我也看不下去。晚上在家复习的时候，我特别害怕妈妈悄悄地端一杯牛奶进来放在我旁边，因为那时候的我，坐在电脑前，什么也听不进去。后来，我对此连害怕的感觉也丧失了。

我怀疑自己得了抑郁症。

我想到找好朋友求助，但是他们在重点高中上高一，也特别忙。我轮流着去找分散在不同班级的朋友，在学校一待就是半天。我不想离开他们，不知节制地找他们求助。

一个朋友说："我觉得你不应该给自己贴标签。"

我有一个很温柔的朋友，总是能带给我很多力量。无论我多么迷茫，他总能找到开导我的方式。有一天我到他的教室门口，一如既往地请同学帮忙找他。隔着窗户玻璃，我看到了他疲惫、无奈的眼神。我知道不该再找他了。

下午回到家，母亲说："你该振作起来。"

我想着我可能是一个负担吧。我在夜里动不了，却又睡不着，眼泪毫无知觉地流下来。我就想，我也许不该存在吧。

每次想死的时候，我就费劲地写信，写到我不想动了或者不想死了为止。然后把那张纸塞到一个硕大的信封里，再把信封压在桌面的一本字帖下面。信封上写着：请勿开启于夏（我的化名）生前。

有一次在家自习的时候，我偷偷到楼下药店去，问有没有安眠药。然后药店的负责人说，不给卖的。

我就这么断断续续地坚持了下来。很长一段时间，我都觉得自己活不到16岁。我记得16岁生日那天是周日，父母送我到学校宿舍，送我进去之前又因为什么骂了我好一阵。我回到宿舍，藏在厕所失声痛哭，一遍遍对自己说"太不容易了"。

那时候我甚至不知道，抑郁症是可以治好的。

我在网上搜了几种抗抑郁药的名字。中午学校放学，坐车回家自习之前，我就到学校旁边的药店去问，有没有阿米替林，有没有多虑平。

一家店坚决不卖给没有处方的人，另一家和我说，我们没有这两种，但是有另一种，不然你去问问你的医生。我说我先买吧，回头我问医生。

我用攒了好久的一百多块钱买下了那一盒我已经记不清楚名字的药，看完说明书，然后开始吃。后来我把药一直藏在书包的夹层里。

从2016年的冬天开始，一直到去年夏天，我的QQ名字都叫作Amitriptyline（阿米替林）。好像把名字改成了抗抑郁药，就能显得我多了好多和抑郁抗争的能力一样。

2017年5月，我终于收到了美国高中的录取通知书。8月份的时候，我开始了为期三年的美国高中生涯。

我记得那时候有一个低年级的美国女生特别喜欢我，就像小粉丝一样关注我。有一天她和我说："我们觉得你的笑容特别好看！""我们觉得你每天都像充满了阳光一样。"我犹豫了一下告诉她："其实我以前常常抑郁的。"

一个女孩子说："夏说她常常抑郁。"

另一个说："天哪，难以置信啊。"

然后我便不再记得她们说了什么了。我只记得我笑着看着她们，也知道她们是没有恶意的。

那年11月感恩节假期前夕，在合唱节上，我认识了E。他是一个华裔和希腊裔混血的本地男生，安静、稳重。有着比我还要乌黑浓密的黑色短发，黑色深邃的大眼睛，也有着欧洲人的雪白皮肤，高挺的鼻梁、宽大的手掌和长长的睫毛。

他长得不高，戴着眼镜，常年不笑，有一种传统理科生不解风情的气质，不懂得浪漫也不会说情话，但我就是喜欢他那种对生活的认真。也许是因为那时候的我带着一种充满新生的明媚，他也喜欢我。

当我和他在短信里玩笑似的讲起我申请美国高中的经历时，他忽然说了一句“对不起”。美国人总喜欢在别人遭遇不幸的时候说一句“对不起”来表示同理心，但是我不知道他为什么忽然这么说。我问他为什么这么说。

他说：“因为你经历的一切比大多数人都艰难（because it is harder for you）。”

那时候我已经快忘记申请高中时的挣扎了。那天隔着手机屏幕，我泣不成声。我发誓我要一直对他好。

“爱也许是一种救赎罢。”

02
母亲的态度让我觉得自己不配被爱

圣诞节的时候，我第一次回家。我妈告诉我第一学期玩没有关系，但十年级第二学期就要开始准备 SAT II，然后要开始学习 SAT。我妈好像还批评了我十二月没考好。我的耳边又开始充斥起了“你应该去学习了”之类的话语。我不停地劝慰自己，熬到我回学校就好了。

当我终于拉着行李回到学校宿舍时，看着空荡荡的走廊，我又恍惚了起来。我就知道，有些东西好像没有好。我的老朋友啊，它又回来了。

我开始不想上课。之前我在课堂上一向最积极，甚至被一些同期的中国留学生嘲笑。但那时候我忽然再也不想听老师讲了什么，只想快点结束；连带着我开始没法以过去的质量写完作业；当我从这个教学楼走到那个教学楼的时候，常常觉得自己的腿有千斤重。

我变得很容易哭，而哭的原因可能只是宿舍同学的一个眼神；一次考差之后我可能一整个晚上都不想动，哪怕第二天还有另一个考试；我就算独处的时候也会变得十分烦躁，和朋友们在一起的时光也变得十分煎熬，甚至和E打电话的时候，我好像也没有什么感觉了。

这种变化让我心慌。我去了学校的心理咨询室。一方面，这是一种有效的逃课方式；另一方面，我也的确需要帮助。

心理咨询的老师说我很可能得了抑郁症，但是她不能诊断，建议我付费看外面的心理咨询，并告诉我学校愿意提供车。但我却下不了决心。

“那可能有点难度……我再考虑考虑……我最近好像又感觉好了一点……不然我再想想……我觉得我也许不需要……让我母亲同意太难了……也许过一会儿就没事了……”

那一年，一位同学因为抑郁症被送回家三周。她本来是戏剧表演的主角，但她回来的时候，她的主角场次要分给别人一半。也是那一年，还有一位同学被朋友告发有自杀倾向，最后她被勒令休学。

每当老师问我有没有自残倾向的时候，我都说没有。我的确不忍心在我的身体上动刀子，我的手是弹琴的手，比我这个人本身还宝贝。于是我拼了命强迫自己不旷课，强迫自己写作业。我不希望未来的我，某一天恢复正常的我，面对着的是一个无法收拾的烂摊子。

我常常对E说："你值得更好的女孩子。"有的时候，出于无法名状的对自己的恶意，我甚至希望他离开我。我说我可能有抑郁症，如果我有抑郁症你还喜欢我吗？他说："我当然喜欢你呀，就算你得了抑郁症，你也还是同一个人。"

在我难受的时候，他给我打电话，唱写给我的歌。他唱歌真好听。他会在我歇斯底里的时候静静地在电话那一端听我说。他会在我说我感受不到东西的时候非常用力地拥抱着我。我知道我是他心尖上的人，虽然很多时候我感受不到。

有一天我送他走的时候，我望着远山，望着绿树，望着没有色彩的世界，我想我一定要很努力很努力地生活。

我隐晦地和母亲说过，觉得自己可能心理有那么点缺陷吧。我妈忙说你别胡说，你没有，你不是，你可好了。母亲的态度让我觉得有缺陷是一件天大的事情，是不配被爱的。

很长一段时间，我看到新闻上说这个残疾人和他的妻子如何如何，我会想，这样的人居然会有妻子！当我看到重度抑郁症的明星，我会好奇她居然嫁得出去。我曾经有过一个好朋友，男性，因为得过病做过手术，一辈子不能跑不能跳还要面对病发。我妈曾经说，这样的人做朋友还好，千万不要找身体不好的老公。

当我意识到我进入这个群体的时候，我感到巨大的惶恐。

那时的我还小，自以为拥有可以称之为救赎的感情，却忘记了怎样经营一段健康的关系。那时候最好的方法也许是给他一个机会，让他把我拉出去，而不是通过本能地挣扎把他也拉进我的深渊里。

可是那时候的我什么也不懂。

某天晚上，我把社交媒体上的所有好友一个一个删掉，把手机关机，一个人跑到学校的角落里，在黑夜中的草丛里漫无目的地游荡。

后来我才知道E找我找疯了，他最后联系上了我的室友，我的室友也差点疯了。那些被我删除的美国朋友也提心吊胆，生怕我做出什么可怕的事情来。

后来E让我保证，永远不会伤害自己。我保证了。所以我从来没有伤害过自己的身体。但是我也常常把自己拥有的东西扯个稀巴烂，把事情闹得很极端。我有一次跑到线上群里，换一个马甲，大喊一句："夏是个贱人。"然后退群。

在某个E没有和我吃饭的中午，我端着餐盘站在他吃饭的不远处面无表情地看着他。当他注意到我的时候，整个人的脸色都充满了忧虑，他慌忙地跑过来问我怎么样。和他一桌的伙伴们就坐在那里，全都看着我。

很久很久以后，我才意识到我真是个浑蛋。但那时候的我什么也感觉不到。后来一个学姐，就是那个因为有自残倾向被送回家的美国学姐S，她建议我去看心理医生。她也是E的朋友，常常和我说话，告诉我她理解我，也和我讲她的经历。她说她愿意开车送我去医院，避开学校的咨询部。因为学校的心理咨询老师喜欢一言不合就送人回家。她还愿意帮我出第一次的治疗费，后来我才知道，一次咨询的费用真的很贵，大概要125美元，换算下来是八九百元人民币。

但我还是下不了决心。或许是担心等我接受了心理咨询之后，就真的会被贴上抑郁症的标签。

03
在公益活动中找到自我价值

在美国的第二年，我的状况开始急转直下。

开学之后的第二个周末，E来学校见我一面之后，就匆匆要走。我恳求他多陪我一会儿，他却说要做作业。我问他为什么周六有时间玩游戏，周天却不能到学校多陪我一会儿。我想我那时候表情一定是冰冷的，因为他非常惶恐地抱住僵硬的我，抱得那样紧，紧到我觉得我难以呼吸。他不停地说对不起。

第二天，他找我谈话，说要分开。他说话的时候，我看着他手臂的肌肉摆动，特别不真实。我看到他上了他妈妈的小白车。我往回走，快到转角的地方，我转过头去，发现那辆小白车还在那里。我站在那儿凝视着它，它也停在那儿凝视着我，我们在那里站了好久。后来我想，潇洒一点吧，转身继续往前走。再回过头时，它已经不在了。

分开之后，我除了晚上会大哭之外，反而没有了其他抑郁的症状。我好像憋了一口气，无论做什么都非常拼命，甚至拿到了一个在市里实习的机会。我好像竭尽全力要向人证明自己没有心理问题。

S学姐再一次找我，建议我去看心理医生，我没有回复。她后来又找了我一次，我还是没有回复。她不再找我，这可能是我那三年里做得最糟糕的一件事。

第二年的春天，抑郁症如期而至。

这年正好是申请大学的关键时期，我不敢再拖延，选择去校外看心理医生。我提前告诉了父亲，他沉默了几天，同意了，并且说会为我支付医疗费用。

在心理医生的建议下，我尽量减少工作量，心态放缓，并跌跌撞撞地撑过了四门 AP 考试。心理医生也建议我找精神科医生进行药物治疗，但我决定“再观察一会儿”。

接近夏天的时候我和 E 又走近了一些，却没有再在一起。他虽然年纪比我小，却比我高一个年级，那时候的他已经要毕业了。在高压的日子里，有他在身边，总是感到快乐、放松。

有一次我看着他，问他：“你说，18 岁的我们，和 17 岁的我们，是同样的我们吗？”

他说：“不是的。”

我问：“什么时候的我们更好呢？”

他说：“不知道。”

毕业典礼的时候，我给他送了一束红玫瑰，给 S 送了一束黄玫瑰。我想，我以后可能再也没有机会给他们送花了。

夏天的时候，我回到家，情况再次急转直下。

在床上连续躺了几天之后，我稍微好转，拉着我爸带我去看病。我妈知道后，还是一如既往地念叨着有什么对不起我的，怎么这么脆弱。

她说：“你整天抑郁症抑郁症的，我听得都要抑郁了。”“什么抑郁，不就是讨厌这个家，想要逃离这个家吗？你不能总想着逃离这样的事情啊！”

我爸跟我说，他看到了当年我写的那些遗书。他说还好没给我妈看到，不然她要疯掉。我跟他坦白说，我想自杀的时候，从来没有告诉过我妈。每次我妈劈头盖脸地指责我时，我都希望自己原地消失，再也不要出现。我会想死，但我不想伤害我妈。我爸就沉默了。

当我拿到写着抑郁症的诊断书以及欣百达的药方时，我不悲也不喜，有的只有尘埃落定的安心。好像我三年没名没分的抗争终于有了意义一样。

但我知道它其实没有意义。

也许我应该为我的毅力骄傲吧。我有的病友因为发病，放任了一整个学期的GPA；有的病友因为无法进行正常的生活而被休学送回家。而我，在没有接受治疗的情况下撑过了三年。我是一个幸存者。可是我本可以有更好的三年。如果一切可以早早结束，那么这三年，会是怎样的三年？

我不知道。

2019年暑假，我和一些年龄、经历相仿的病友，在深圳举办了一场公益音乐会“Glimmer 熹”，演奏一些我们自己作的曲子。

创始人汤、贝，还有我，我们都在美国的高中就读。汤是一个上知天文下知地理的男孩子，是一个物理大佬，也是一位作曲家。他开口闭口都是段子，排练阶段一言不合就变成“沙雕”和戏精，是所有人最大的欢乐源泉。贝是一个开朗独立的女孩子。和他们相处，你很难猜到他们也曾患过抑郁症。

第一场演奏会是依靠留学中介平台举办的。我们通过中介找到了二十来个演奏者，然后在写字楼附近宣传，招来了一两百名观众。接近尾声的时候，我们演奏的是汤重新编曲的，中岛美嘉的《我也曾想过一了百了》。

汤讲起他和这首曲子的渊源，引用到歌词“我的脑袋里总是想着一了百了，也许是因为我对活着这件事太认真了吧”的时候，我心中有一根弦好像被触碰了一下，就在台上无声地哭了。

演奏这首曲子的时候，段与段的连接处有一排和弦，我把钢琴敲得很大声。我好希望有更多的人能在现场听到我们的音乐。我希望那些只看到我们笑容的人知道我们也痛苦过，也希望那些知道我痛苦过、陪我痛苦过却无能为力的人知道，我现在可以负重前行。

后来，我身边的人大概都知道我有抑郁症。母亲告诉我不应该把这些事情告诉别人，因为“我很轻”，我这么说会让别人觉得我有很大的问题，不堪重任。后来她大概接受了我有抑郁症的事实，但是她还是时不时告诉我要振作起来，要有意志力，或者焦急着问医生要不要给我停药。

有的时候我会想起E。很长一段时间里，我都对他念念不忘。我会想，假如我没有抑郁症，或者我早早地开始接受抑郁症的治疗，我们的结局会不会不一样，我们现在会不会还在一起。那样一个温柔的男孩子，如果我们能走到最后的话，一定会很幸福的吧。有的时候我会想起S。在她毕业的时候，我和她正式地道了歉。

今年，我们策划的第二届Glimmer在八月就要上演了。明年还会有第三届。之后还会有第四届、第五届。

我们中的不少人将要上大学了。春天的时候，我拿到了很好的大学的录取通知书，汤和贝也都去了美国排名前二十的大学。

我曾在知乎上看到过，自称抑郁症患者的人很多都是在消费抑郁症，而真正的抑郁症患者总是不敢说出口。这就是为什么16岁的我放眼四周孤立无援，也是为什么20岁的我想要发声。从前，我也不会想到我会坚持做一件非营利的公益活动一辈子。

如果可以重来，我再也不会选择在黑暗中独自前行了。但人生不能重来，就给后面的人点一盏灯吧。毕竟，不知有多少人曾想过一了百了，但是在这世上，我们其实还可以相互救赎。

撰文：夏

医生说：

“鸡娃”教育正在不断激化矛盾，家长们怨声载道却又不得不投身其中，孩子们叫苦不迭却又无力反抗。

孩子在这场“鸡娃”大战中成了最无辜的牺牲品。他们被塞进上不完的补习班，熬夜赶着写不完的作业。有多少孩子为了成绩牺牲了健康，近视眼、颈椎病、睡眠不足、偏头疼、身体素质差。除此之外他们还要面对因为成绩波动引发的父母的情感勒索和精神压迫，多少孩子患上了抑郁症、空心病，最终连健全的人格都丧失了。这些都会在孩子心中埋下一颗不稳定的炸弹，随时都有引爆的可能。

很多父母忙着为孩子计划未来，却忽视了他们当下的问题。本文的作者在高考过程中面临着高压高热的备考状态，再加上父母对她苛刻的要求，一步一步精神崩溃，罹患抑郁症。而父母对于抑郁症的病耻感，让他们无法接受这件事情，这就给作者带来了严重的二次伤害。她觉得自己不配被爱，觉得自己是有缺陷的，不是优秀的人，从而影响到她后续交朋友以及亲密关系的经营也都以失败告终。

当父母只看重成绩时，孩子会误以为：“只有成绩好，才值得爱。”他们会将人生的意义全部寄托在分数上，一旦在这方面受挫，整个人就会陷入自我否定中，这对孩子成长过程中的自我价值判断具有毁灭性的影响。

2021年7月底国家印发《关于进一步减轻义务教育阶段学生作业负担和校外培训负担的意见》，强调要减轻中学学生课后作业负担以及校外培训负担。孩子是一个国家的未来，他们的身心健康发展问题是重中之重。

瑞典作家弗雷德里克·巴克曼说过：如果我们的孩子长大后没有成为更好的一代，那繁衍后代还有什么意义呢？那么更好的一代肯定不应该是在教育内卷中疲于奔命的人，而应该是拥有健全人格、健康体魄和在自己感兴趣的领域发光发热的综合型人才。人生发展是一个动态变化的过程，而“鸡娃”教育带来的只是阶段性的短暂胜利，还是以牺牲孩子的身体和心理健康为代价的。

在此建议家长们不要只关注学习成绩，应该更多地去了解孩子的优缺点和真正擅长的事情。注重孩子的个性化教育，多关注他们的心理健康问题，多倾听和沟通；找到最适合孩子的教育模式，适龄教养非常关键，不要强行拔高；增加户外活动和体育运动时间，帮助孩子塑造强健的体魄；在培养孩子的兴趣爱好方面，可以与孩子一起探讨，给予他们选择权，这样还可以改善亲子关系。

父母都要意识到，孩子首先是一个鲜活独特的生命，是一个应该被尊重的独立个体，其次他才是你的孩子。

第六章
被孤立的优等生

讨好型人格总是会不自觉地去迎合他人，从而忽视自己的感受和想法。他们对自己缺乏一种正确的认识，在交往中缺乏自信，办事无胆量，不敢表达自己的意见，一遇到问题就以为是自己不好。他们内心脆弱而又敏感，想通过获得他人的爱和关注，来缓解自己内心的焦虑。

【患者档案】

姓名： 杨帆　　**编号：** 006

病状：

重度抑郁

情绪失控，暴躁易怒，情绪失控，行为失调，多次自杀未遂。

家庭情况：

原生家庭，父母对抑郁症不理解，不耐烦，家暴。

第一次婚姻，被全家人嫌弃，被公公语言暴力，被老公家暴。

第二次婚姻，被丈夫呵护、支持，开始接受治疗。

01
高考前夕她因抑郁崩溃服毒

清早醒来，杨帆便开始哭泣。

杨帆母亲正在客厅吃饭，她着急和丈夫一起去市场进水果。抽泣声传入耳朵，她烦躁起来，将碗摔在地上。杨帆父亲当时正在院子里发动三轮汽车，听到摔碗声，也发了火。他踹开杨帆的房门冲进屋，抡起拳头捶她的脑袋，揪着她的头发给了她一耳光，骂女儿是“没出息的废物”。

见吓坏了的杨帆不再哭出声，夫妻俩坐上车出门了。

这是2006年春天，杨帆17岁，离高考还有不到两个月。连续多日，她每天陷在沮丧绝望的情绪中。她的反应变得迟钝，情绪总是慢同学半拍。上课时，她会忽然流泪。记忆力下降，从前能轻而易举记住的知识点，现在复习却变得困难。

因为在学校坐立难安，她经常请假逃回家中。父母无法理解，会强逼她返回学校，过不了两天，她就又逃回家里。

学校里关于杨帆的流言也越来越多。杨帆祈求母亲：“班上同学都说我有精神病。你能带我去看心理医生吗？”但父母认为她只是“想要逃学，缺乏锻炼，矫情”。

这天早上，杨帆莫名哭泣，父亲打了她。父母离开后，家里一片死寂。杨帆坐在床上，泪眼模糊地凝望着自己房间里小小的坏掉的窗格，天光明亮，她却觉得屋子格外阴暗、冰冷。

窗台上放着一个棕色的小农药瓶，还剩下四分之一的药水，是去年父亲让她灭跳蚤用的。

杨帆喝下农药，迷迷糊糊地在窗边坐着。约两个小时后，她听见门口传来自己从小常听到的、柴油三轮车发动时的突突声，是父母进货回来了。求生的本能占了上风。听到母亲开门的声音，浑身瘫软的杨帆努力掀开被子，身体前倾，控制不住地脸朝下摔到地上，母亲上前扶起她，杨帆哭着告诉母亲自己喝了农药。杨帆的父母一起将女儿抬到车上，一车苹果还来不及卸货。母亲将意识模糊的女儿搂在怀里，哭了一路。

杨帆喝的农药属于低毒，量并不很大，抢救也及时，洗胃之后在医院观察了一个星期便出院了。出院后，母亲带杨帆去市区的一家精神疾病控制中心问诊。一名须发尽白、略显富态的医生给杨帆看诊，杨帆和母亲试图将连日来的情况告诉医生，对方却很不耐烦地打断了她们，只让她们照着药方开药回家。

02
从不拒绝他人的善良女孩

在我的印象中，杨帆本是一个善良开朗的女孩。

我们是舍友。高一那年冬天，我骑自行车摔伤了胳膊，羽绒服蹭了好大一团污渍，杨帆主动提出帮我擦洗羽绒服。她把毛巾打湿后又拧干，从两个袖子开始把羽绒服整个擦一遍，涂上肥皂擦了一遍，还要用清水再擦洗两遍。同寝的姑娘惊叹杨帆把羽绒服擦洗得如此干净，问她是否能帮自己也擦擦。杨帆累得喘气，还是应承下来：“行，明天。”

我从未见杨帆在学校里拒绝别人。逛街、捎东西、帮忙打扫、去厕所……她无时无刻不善解人意，对任何人都有求必应。和杨帆走得近了，我才了解到她内心的自卑和压抑。

杨帆的父母靠水果零售谋生，开着一辆农用柴油三轮车出摊，有时也走街串巷。夫妻二人忙于生意，认为在物质上满足孩子就够了，他们不擅长表达爱意，更疏于关心青春期女儿的心理变化。

杨帆每星期有20块钱生活费，那时，在学校食堂吃顿饭要花上一块钱左右，杨帆再想添置生活用品几无可能。有年夏天，杨帆的球鞋被脚趾顶出一个洞，母亲忙着进货没时间陪她买新的，她坐在床边拿针线缝，没想到越缝越烂，她就穿着那双露脚趾的球鞋一直挨到周末放假。那个星期，她抵触去操场、食堂、厕所等人多的地方，想将那只穿着破洞鞋子的脚藏起来。回家路上她看到一个捡破烂的老人，两手又干又黑，绿色的棉线裤子卷起边儿。17岁的杨帆觉得自己也这样落魄。

在家人那里感受不到肯定和关爱，自卑又敏感的杨帆希望获得集体的认同。她努力合群，但需要拼命迎合的友谊总会让人疲惫，没多久她就开始独来独往。

杨帆试图通过学习成绩证明自己。高一时，杨帆的成绩能排在班级前十名。当时，班上的老师更偏爱活泼外向的学生，杨帆性格内向，鲜少获得老师的关注。一次数学课，全班有16个同学做错了数学题，老师唯独让杨帆一个人站在教室外罚站。杨帆的英语成绩在年级名列前茅，高二那年学校举行英语竞赛，她却意外地不在参赛名单之列。

这让杨帆认定老师不喜欢自己。渐渐地，她索性主动落单。她脸上再难见笑容，眼神迟钝，同学聚在一起谈笑，唯独她毫无反应。学校里关于杨帆的流言多了起来，“精神病”“奇怪”这样的评价围绕着她，有时，同学还会当着杨帆的面吐槽；体育课三五成群的活动，杨帆一走近，兴奋聊天的同学们立马噤了声。

距离高考还剩几个月时，一次她和邻座男生发生争执。那男生很恶毒地对她说，“你有病就去看医生！”杨帆坐在座位上，脸因为羞愤涨得通红。当天下午，杨帆没有出现在教室，晚上也没回宿舍。之后半个月，杨帆的座位常常空着。

杨帆遵照医嘱开始服药，药物的副作用显现。她不再无故哭泣，但也不会笑，话很少，眼睛空洞无神，每天木然地吃饭睡觉，就像一台机器。杨帆家的气氛变得沉默。一方面，杨帆父母对女儿愧疚又担心；另一方面，他们对抑郁症不了解，认为女儿得的是“精神病”，这病无法治愈，她的人生已经“废掉了”。他们内心觉得不光彩，也担心村民散播关于女儿的流言，影响杨帆以后的婚事，选择对外隐瞒杨帆的病情。

很长一段时间，杨帆母亲都埋怨父亲，觉得他对孩子太粗暴，把杨帆害成这样。杨帆父亲则总是沉默，他辛劳一生希望孩子替他出人头地，对孩子要求严格，现在，这个梦一下子碎了。

一次，姑姑和表姐来家中看杨帆，杨帆听见父亲在姑姑面前哭。杨帆才知道，父亲也会为她伤心。她一直希望找出证据证明父母爱自己，父亲的眼泪让她确认了这一点，思量几天，她决定振作起来，回学校继续复习，完成高考。

03
感到被家人抛弃后再次自杀

重回教室后，因为严重的神经衰弱，杨帆已很难集中注意力。她强迫自己反复背诵考点，但实际上她只是机械地张开嘴巴，那时她甚至无法将书本上的句子连起来读，更别提理解和记忆。

2006年6月底，她拿到自己的高考成绩，444分，能上一个普通专科。那时候她已经极度厌弃外界，只想待在家里；父亲也认为专科是一个可有可无的学历，她便结束了自己的读书生涯。

高考后，杨帆一直住在家中，父母对她很小心翼翼。

一年后，她产生耐药性，开始整宿整宿地睡不着，变得暴躁易怒，经常和人发生口角。有一次母亲陪她买衣服，讨价还价之时，杨帆认为店主试图攻击她们，就把衣服摔在地上，骂起人来。店主推了母亲一个趔趄，她扑上去要和人家打架，母亲连拖带拽地把她带走了。

杨帆母亲为此难过了好几天，路人像看精神病人一样看待、躲避自己女儿的眼神深深刺伤了她。不久，杨帆母亲带她去省会医院治疗，在那里，她又被诊断为双相情感障碍。她们在医院住了半个多月，每天花费800多块钱。她血压低，母亲给她买猪头肉，自己干吃馒头。母亲节俭的行为刺激了她，她觉得自己的生活寒酸无助，哭闹着打碎菜碟子，肉撒了一地。母亲只好偶尔在食堂打一份青菜。

“后来我妈跟我说， 她收拾撒在地上的肉的时候，觉得扫进簸箕里的都是被撕碎了的钱。她在收费口排队交费，想到我不可理喻的样子，在人堆里哭起来。”

之后杨帆换了新药，人也变得兴奋，总是叽叽喳喳手舞足蹈，像个两三岁的小孩子，但总算又有了一点正常人的样子。

在家中住了几年，父母考虑到他们在的时候尚可以养活她，一旦他们老了，她的处境会很艰难，于是开始为她安排相亲。

一个相亲对象家境贫寒、无业、身材肥胖，杨帆和他一起出去吃过两回饭，家人就开始商量让他们结婚。杨帆在家里哭闹，“你们就这么着急把我脱手，随便找个什么人就要把我推出去打发了！”她的母亲对此只是哭，杨帆身高1.70米，长相也不差……但眼下，还有什么人肯跟她结婚呢？

2008年，杨帆的妹妹考入重点大学，那天，妹妹和同学聚会回来，脸上挂着抑制不住的喜悦。当时杨帆正在吃药，妹妹脸上的兴奋刺痛了她，她端着水杯默默回到自己的屋里。对照妹妹的前程似锦，她想到自己是个病人，无法进行日常的社会交际，学历也不高……联想到家里安排的结婚对象，她感觉人生已经完全没有指望了。

说不清是一时冲动，还是仇恨开心庆祝的家人，杨帆服下一周剂量的安眠药。但是当客厅里的欢笑声传递到耳朵里，她又开始觉得害怕和不甘，于是大声哭了起来。妹妹听到哭声进屋，看到她扔在地上的安眠药包装纸，杨帆告诉妹妹自己吃了药，家人再度将她送到医院洗胃。

此后，父母对她的人生大事愈发重视起来，四处托人为她安排相亲。

04
婚姻失败后终于遇到对的人

渴望被爱的杨帆把全部希望都寄托在爱情上。2010年8月，杨帆相亲遇到一个瘦高个男孩子，肤色白，头发留三七分，会唱歌。他个性有些忧郁，一直没有工作。大雪过后马路上厚厚的冰还没化开，他推着电动车把自己那些失意和不满以及对周围的感受讲给她听。同病相怜的感觉让杨帆的心里觉得安全和温暖。

认识一个月，他们便结婚了。婚后她住在丈夫家里，因为长期服用镇定类药物，杨帆每天早上要睡到八九点。没结婚前，父母早上从来不敢打扰她睡觉，公婆却无法忍受，总是明里暗里讽刺她。

一天早上，杨帆正在睡觉，公公突然推开卧室的门，开始责骂她。只穿着睡衣的杨帆倍感难堪，她拉上被子，公公的责骂越来越难听，她躁狂发作，举起床头灯砸在地上，口齿不清地嚷骂起来。公公开始骂儿子，“整回家里这么个东西给你父母吊丧！两口子都在家里睡大觉喝老人的血，还有脸在我面前摔打东西！你就让这个疯婆子气死你爹妈！”平时说话轻声细语的丈夫也狂躁起来，他翻身将她踹到地上，用拳头砸她，用脚踢她。杨帆趴在地上，视线里只能看见公婆的脚，她觉得自己身为人的尊严被彻底碾碎了。

杨帆将自己受到如此侮辱的原因，归咎于父母急着把她嫁出去。她给在远方上大学的妹妹打电话：“她们都想让我死，我没地方可去，没地方可去……”

父母连夜把她接回了家。在家里，她醒了哭，骂人，哭累了睡。母亲进屋喊她吃饭，她开始推搡母亲、哭号着骂他们嫌她是累赘，急着把她脱手，不是人……

杨帆母亲气得扇了她一巴掌，“读书读不成，变成这个疯样子！这么多年，我忍着你，让着你，你横竖立不起来，在外面受了气，回家里拿你亲生父母撒泼出气！你一辈子都成不了个人！一辈子就这么窝囊！”母亲说完便推门出去。杨帆再度服下安眠药自杀。门外的父亲听不到哭声，拍她的门不应，踹开门发现她静悄悄躺着，立马叫母亲收拾东西准备去医院。那天，父母把她抬上车，母亲的泪簌簌地流，街坊邻居挤在门口，像是欣赏某种奇观。父亲低声呵斥母亲，看着在门口看热闹的大人小孩，欲言又止。

杨帆经历了第三次洗胃，做血液透析，安眠药渗透进血液里，半夜里发起烧来……年轻的医生束手无策，最终父亲托关系设法请来院长，才终于将杨帆抢救回来。

杨帆睁开眼睛时，父亲抚摸着她的头发，泪从眼角淌下来，“孩子啊，父母的心都是肉，这样的事再也经不起一次了。”杨帆想起 2006 年她被确诊为抑郁症之前，父亲眼角眉梢还带点中年人的野心和果断，短短几年，他变得精神萎靡，两鬓斑白。

杨帆生病的消息在村里传开，邻里认为她得的是精神病，见面时都会绕开她，避免和她说话。觉察到这一点，杨帆尽量不出门，有时一个月也不外出一次。

杨帆离了婚，转院去河北省第六人民医院，在那里接受系统的治疗，她也开始重新审视自己：多年来，她一直为自己的不幸寻找替罪羔羊，埋怨父母粗暴，老师同学冷漠，其实她自己也一直畏惧种种问题，也抗拒接受不完美的自己。

住院之后，医生开给她的药剂量也变少了，或许因为对症，杨帆的情绪也渐渐稳定下来。

2011 年冬天，杨帆通过相亲遇到现任丈夫陈亮。陈亮的母亲早逝，他 15 岁便外出打工，吃过苦，人也忠厚。恋爱一个多月后，杨帆犹豫是否告诉陈亮自己的病情，经历过一次失败的婚姻，杨帆担心再度被对方嫌弃。最终，她还是抱着分手的决心向陈亮坦白。陈亮毫不在意地说，没什么，有病了咱们就去看，我给你看。

结婚后，杨帆过上了一段相对平和的生活。陈亮在建筑工地工作养家，杨帆做起了家庭主妇，她将家里收拾得干干净净，虽然还是免不了有情绪急躁的时候，但大多数时间里，她都努力控制，陈亮也时常赞美她温柔贤惠。他们计划着攒钱买一套电梯房，首付攒了十几万，陈亮却莫名瘦了30多斤。2015年秋，陈亮查出患上糖尿病，患病后由于免疫力低下，3个月后，他又感染上了乙肝。

来往各地医院半年多，攒的首付钱花光了。父亲劝杨帆和丈夫离婚，她的泪扑簌掉下来，丈夫的温和宽厚让她开朗许多，听她说起那些难挨的往事，他会抱着她默默流泪。她的生命，好像经历了漫长严寒的野草在春天一点一点恢复生机，可是现在她汲取营养的土壤却要流失了。

杨帆拒绝了离婚的提议，她要成为丈夫的支柱。家中两个病人，开销大，她开始跟随陈亮一起跑工地，他站在脚手架上工作，她在下面拿给他需要的锤子或螺丝钉；陈亮抽烟，她在网上查阅资料，用抽烟对糖尿病患者可能的影响来劝他戒烟戒酒。陈亮因为不希望她情绪激动，一直也很听妻子的话……一年下来，丈夫的病情渐渐控制住了，人也慢慢胖回来，生活似乎都在向好的方向发展。

自患病以来，杨帆总是怀疑自己的存在毫无价值，在帮助丈夫治疗的过程中，她变得自信了。她决定，得独立做些事情，有底气地活下去。

杨帆听说一位亲戚自考了二级建造师，她也想试试。她开始准备成人自考。她抗拒出门工作，计划拿到更高的学历后，可以在家接些工作赚钱。

杨帆给自己制定了严格的作息时间表。一周学习6天，每天7点起床复习功课，按照在学校上课的节奏，每学习45分钟，休息15分钟。书桌安置在窗边，杨帆特别喜欢早上，阳光落在书本上的那一刻。

撰文：张若遥

医生说：

讨好型人格是指一味地讨好他人而忽视自己感受的人格，是一种潜在的不健康行为模式。这一行为背后的本质是一个人的低自尊。这类人通常会表现出习惯性主动道歉、迎合他人、没有自己的原则、不懂得拒绝、害怕给别人添麻烦、默默承受、内心自卑害怕他人的负面评价等。

讨好型的孩子通常都是因为原生家庭中父母的忽视，导致他们从小缺乏自我价值感。因为在家庭成长中无法获得关注和认可，所以他们会对外界和他人的认可有着贪婪的渴求，期望以此来弥补自己内心的缺失。长期的这种自我价值感缺失，会严重影响到他们的心理健康和外部人际关系。

本文的主人公杨帆，父母因为忙于生计而忽略了对她的关心和陪伴，甚至于当她意识到自己可能出了问题，跟父母求助时，也遭到无情的忽视和斥责。在家庭中缺失掉的情感，她试图在学校得到弥补。她想通过一味的迎合让大家喜欢自己，无果后又试图通过学习成绩让老师喜欢自己，而这些努力统统失败后，她又转而去爱情中寻求自我价值认可。这些都暴露出了她对于他人认可的极端渴求心理，而频繁的碰壁将她置于越来越负面的情绪和心理状态中，导致她多次实施自杀来发泄自己的痛苦。

讨好者一般都会觉得：我必须做些什么，别人才会喜欢我。只有获得他人的认可和喜欢，才会让他们感受到自己的价值所在。当杨帆从姑姑口中得知原来父亲很关心自己时，她忍不住痛哭。还有她在第二任丈夫那里得到鼓励、认可和关爱。这些成为她悲惨生活中的救命稻草。丈夫给的正向反馈给了她自我肯定的原动力，后期她通过自我驱动去学习、照顾生病的丈夫，是因为她感受到了自己被他人尊重、被需要，从而产生自我认可和价值感的提升，继而进入一个良性循环的状态中，这就是非常好的认知修正行为。

香港科技大学的陈紫嫣在《总是忍不住取悦别人，为什么？》一文中提到：我们产生“讨好”行为的根源，是把对自我的认识和价值，建立在别人身上。无论采用什么方法，讨好者们最终需要做到的，是摆脱对他人赞赏和认可的依赖，自主确认自我的价值和需求。

讨好型人格很容易忽视自己的需求，过分迎合他人，导致情绪压抑。这对自我成长不仅没有益处，还会阻碍自我成长。实际生活中，要抛弃讨好型人格，必须做到以下几点：

（1）端正认知偏差，树立正确观念

错误的行为，往往是错误的认知衍生出来的。人之所以会选择讨好别人，往往是觉得自己无足轻重，别人的需要才是更重要的，从而忽视自己的合理需求。要努力去修正自己的认知，确立自己的主体性。可以每天不断地来进行心理暗示，跟自己强调尊重自我需求，有意识地肯定自己，来不断提高自我价值认知。

（2）坚持原则和底线

一味迎合别人，往往就会没有做人做事的底线。要记住底线就是原则，底线就是自己的人格和尊严。善待他人要在保证自己的人格和尊严不被践踏的前提下，要时刻记得善待和保护自己是第一位的。

家长的行为会潜移默化地影响孩子的性格养成，家长也要有意识地去避免孩子形成这种行为方式，可以从以下几点入手：

首先，要给孩子足够的安全感。父母对孩子的关注度会影响到孩子的自我价值认知，父母的关注度越高，孩子对自己的肯定就会越强，外在表现就会更加自信。孩子内心足够强大，就不会去通过追随别人的脚步来证明自己。

其次，给孩子自我表达和自主选择的机会。尊重孩子作为个体的权利，给孩子说出自己想法的机会。比如出去买东西时让孩子帮忙做选择，就算孩子的选择不是正确的，拒绝孩子时也要用正当理由说服孩子，而不是强制要求他们服从。

最后，多肯定和认可孩子。孩子成长过程中，家长不要太看重结果，要看到孩子在做事过程中的努力，也要引导孩子去享受努力的过程，而不是只在乎结果。不要去斥责、贬低孩子，更不要拿他跟别人做比较，否则会让孩子产生错误的自我认知，觉得自己一定要优秀才配被爱，让孩子陷入自我否定、自我攻击的情绪中。

第二部分

我为孩子做了那么多
他却得了抑郁症

第七章
卖房辞职，陪女儿度过抑郁时光

青少年抑郁症治疗过程中，家长的重视和参与程度，会直接影响孩子的治疗效果。家长在此过程中对自我情绪的控制力、处理问题的应急能力、与孩子的沟通能力、包容心和共情能力等，都会直接或间接影响到孩子的病情。对父母来说，这就是一场关于爱的自我修炼。

【患者档案】

姓名： 小柳　　**编号：** 007

病状：

重度抑郁症

恐惧焦虑，易怒狂躁，过度消费，离家出走，多次自杀未遂。

家庭情况：

父母离异，跟母亲一起生活。

父亲情绪阴晴不定，没有责任感，对孩子不闻不问，偶尔心血来潮会对孩子进行棍棒教育。

母亲在事业上强势干练，在家庭中却隐忍软弱，对于丈夫教育女儿的方式敢怒不敢言。

01
作为母亲
我还学不会放手

2020 年 9 月底的某日半夜，我被防盗门框的一声巨响惊醒。

16 岁的女儿离家出走了！

意识到发生了什么之后，我立刻从床上弹起，匆忙追了出去，找遍了家附近的几条街都没找到人，女儿也一直不接电话。随后我赶到派出所调取监控，也没能找到她的行踪。

在警察的劝慰下，我的情绪逐渐平复。这时候收到了女儿的微信消息，我只能通过聊天慢慢安抚她，劝她把位置发给我。四小时后，终于找到她。

这一晚，之前累积的所有问题全都暴露出来——复学失败导致情绪失控，过度消费导致的网贷，生活失控导致的离家出走，等等。

以前的女儿聪明、自律，乖巧、积极，是全家的骄傲，如今她却把我们的生活搅得天翻地覆。而这一切的罪魁祸首就是折磨女儿的抑郁症。

女儿是在 2019 年确诊的重度抑郁症。在家休学一年多后，她开始着手准备复学事宜。对于她是否能够顺利回到学校，我一直非常焦虑。她自己也怕引起不必要的焦虑情绪，很回避跟我谈论这个话题。

离开正常生活轨道太久，回归学校的难度很大。

作为家长，一方面担心她无法回到正常状态；另一方面，又担心不给她一条备选道路，会逼她走极端。我只能一边积极鼓励她，一边又劝她不要有太大压力。按照专业医生和心理咨询师的意见，她目前是有能力回归学校的。按照普通高中学籍管理办法，有三年休学机会，实在无法坚持，可以继续休学。

每当看到网上复学孩子病情复发，走上绝路的案例，我就会不断劝诫自己：读不了书总归不会要了孩子的命。

因为马上要结束休学，我提议抽空可以带女儿出去旅游一趟，女儿听后立刻同意，并提出要去广州。本来只是出于好意想让她放松一下，结果却让我备受折磨。

女儿动了心思后，就开始不断要求我立刻动身。当我以疫情期间不安全，且工作忙提出延期安排的时候，她却执意要走，还说就算回来要隔离也要去。甚至最后开始威胁我，如果我不能满足她的要求，她自己一个人也要去。最后我只能无奈妥协。

快下飞机的时候，女儿突然告诉我，她其实是想来见认识十多天的男网友（打游戏时网上认识的）。

这个消息像一颗炸弹在我脑中炸开，我非常气愤，并且无法压抑住情绪，全程黑着一张脸。女儿知道自己做得不对，开始向我道歉，并表示以后绝不再这样任性。看我情绪稍有缓和，她开始进一步游说我，说这次的事情也许是个能让她变得更好的机会。

一个生病期的16岁少女，作为家长我坚决不支持她与网友见面。

出于安全考虑，我跟女儿协商后约定，我可以在保持一定空间距离的前提下，全程充当他们“约会”的电灯泡。

男孩是个长相清秀的16岁少年，初步判断不是骗子。他见了胖胖的女儿，也表现得很友好，两人相处愉快。我在一边开始作难，作为家长，我首先想到的肯定是保护好女儿，不要让男孩伤害她。但是看到女儿开心的样子，我又特别希望在她艰难的岁月里，男孩能给她带来光和温暖。

旅行很快就结束了，整体还算愉快。

回来后有朋友给我建议：复学前应该逐步恢复学习节奏。跟女儿商量之后，她积极配合地去联系了英语补习班。这是个不错的开始，但我还是不断嘱咐她，以后回到学校，当个快乐的学渣就好。

之前医生和心理咨询师都告诉过我，要多鼓励女儿走出家门，参加有益的社会交往活动，多出去散心。但是当她告诉我，她要单独去参加一个在重庆的社团活动时，我还是拒绝了，一来会影响她恢复学习的节奏，二来太不安全了。女儿开始软磨硬泡，她说自己已经16岁了，什么时候才能放她单独出去。我虽理解她的诉求，但我能做的退让就是必须陪她一起去。

虽然会给她交朋友造成一定的困扰，会让别人觉得她有个控制狂妈妈，但我还是跟去了。到了现场之后，我发现这个社团参加活动的人都很有礼貌，玩的活动也都是剧本杀之类的新潮游戏，这才放下心来。

那时候我跟自己说，迟早都得放手。也许等她病情稳定了，上了大学，年纪渐长，知识也增长了，她就有能力可以保护自己了。

现在，就让妈妈再保护你一段时间吧。

02
为带女儿养病
我火速卖房辞职

办理复学手续那天，女儿表现得异常积极主动。她早早起床去医院排队办理复学评估，之后又去学校找分管校长盖章签字，一直从早上忙活到下午四点半才凑齐了所有手续。

校长一再强调，这次如果还不能适应，班主任或年级主任向他反映有问题的话，就得退学。女儿信誓旦旦地表态说，自己已经想明白了，不会再去苛求排名前列，自己尽力学习就好。虽然女儿表现很好，但是校长还是不断跟我强调，高一是高中生涯中压力最小的阶段，如果不能顺利复学，就不要再考虑考大学了，到了高三压力更大。到时候可以找个职业学校学技术也不错。要不然复一次学，压力增大，病情会复发、加重，对孩子更不好，很有可能以后日常生活都会有问题。

我恳求校长能不能给这样的特殊学生更宽松的要求，让她按自己的节奏学习。校长说他不管这些，建议我可以自己去找班主任商量。

经过反复沟通、确认，女儿终于顺利复学了。这次分到了一个班主任和气耐心的普通班（休学前是直升班。整个年级分为直升班、实验班、普通班），班主任非常和善地接受了我的请求，我悬着的心总算落地。

女儿复学后第一周，整体还是有些磕磕绊绊。其间请了两个下午半天假，两个晚自习假。每次她请假时，我就会不受控制地冒火，会不由自主地谴责她：“又不要求你考好成绩，只遵守学校纪律就好，你都办不到，那干脆直接去找校长办理退学算了。”说罢我还会作势要拉她去找校长。女儿总是眼含热泪，央求说她休学了一年多，要给她时间缓冲、适应一下。我依然气急败坏，“学校又不是我开的，学校是有纪律要求的……”

现在每每想起那时自己的处理方式，我都会万分自责。当时我自以为强迫、威胁有用，完全不考虑她的处境。

好不容易坚持到周日晚自习下课，结果她回家一进门就哭着说，感觉坚持不下去了，还提出想去上国际学校，说那里只有几门课，她英语好，应该压力会小一些。我以经济条件不允许为由果断拒绝了她的提议。第二天中午她又提出想退学在家参加自学考试，后来又提出继续休学再转学到另一所非重点高中（学习压力相对小些）。

我被弄得筋疲力尽，苦不堪言，差一点再次情绪崩溃。

幸好我努力控制住了自己的情绪，并耐心给她做思想工作，事后又去和老师沟通，老师同意她晚上可以不上晚自习，只要认真上课，按时完成作业就行。老师也答应不给她学习上的压力，给她时间和空间来慢慢适应正常的学习节奏和校园生活。

但事情并没朝我期望的方向发展，女儿开始找各种机会和理由逃避上学。

教师节那天下着中雨，学校开展教师表彰活动。女儿以淋雨感冒为由（周六确实开始发烧），向老师请假回家，之后很长一段时间都没去过学校。

后来，她趁我出差的时候，自己去学校找班主任，提出想在家自学参加高考，班主任答应去问问学校的意见。我回来知道后质问她，如果学校不同意她准备怎么办？她只说不知道。

这时候，我意识到事情已经开始逐渐失控了，只能强忍着怒火调整自己的心态，不断告诉自己不管多不理解她的想法和行为，也要先尊重她。

下午接到了班主任通知，说学校同意女儿在家学习，然后参加高考，我悬着的心再次放下了。我向班主任请求，给女儿一个适应的时间和空间，她如果想清楚了，愿意回学校学习了，也希望班主任能再次接纳她。对方很爽快就答应了。

总算保住了女儿的高中学籍，也给她预留了可以走回头路的机会。

看着眼前离家出走的女儿，我想到那时候她能够独自去跟老师沟通，按照自己的意愿办成了在家学习的事宜，其实是非常厉害的事情。幸好我那时候没有因为事情超出了我的控制范围而指责她，否则我一定会后悔。

这一次，虽然女儿的失控已经到了离谱的程度，但我知道指责和发脾气解决不了任何问题，甚至还会带来新的问题。我开始恢复理智，着手处理眼前的一地鸡毛。

首先，我耐心说服女儿，告诉她这些都不是她的错，她只是生病了，不用内疚，不用道歉，只需去配合治疗就好。其次，我要先帮她把网贷全部清零，注销各个贷款平台，注销银行卡号。然后我准备带她去住院治疗。最后，我们需要商量一下出院后的陪护问题。

经过这一晚的惊险之后，我的思想发生了很大的变化。

之前女儿多次请求我辞职在家专心陪她，都被我断然拒绝了。我是一个没有场外救助的单亲妈妈，怎么敢辞职？现在我却不得不慎重考虑这个问题。房子留给一个生病的女儿有什么用？离家出走，下落不明，网贷，分分钟败光家产。谁知道后面她会不会做出什么更出格的事情？想来想去，我决定卖掉房子，陪女儿好好治病养病。

我坚信，等她状态好了，什么都会好起来的。

住院期间，我发现同病房就有三个复学失败的初中生，都是被现实打败，自主选择了退学。看到这些后，让我更加坚定了自己的选择。我不愿再用病情复发、加重做筹码，让女儿再次尝试复学，而且学校应该也不会再给机会了。

最终，一不做，二不休。我们娘俩一个辞职，一个退学，飞到了海南。希望这里的阳光、沙滩、大海可以拯救女儿失落的灵魂。

03
为人父母的无奈
有时没道理可讲

来到海南后，女儿的情绪状态逐渐趋于稳定。每天作息规律，生活充实。真希望日子可以永远维持在这样的状态，但无常才是人生的常态。

女儿一般会在晚上十一点睡觉，早上七点半起床，午休半小时到一小时。她开始有计划地锻炼身体，有时会到小区外面跑步，更多时候还是在家里走来走去。她也开始有规划地恢复学习，上网课学英语，做笔记，唱英文歌，偶尔打王者放松一下，有时候还会下厨学做新菜。她还帮我修好了不能正常开机的新电脑（之前找了专业人员都没处理好）。

女儿觉得自己很胖，这让她非常自卑，不爱出门，还开始对减肥有了执念。上个月底面诊罗教授时她答应要出去工作也食言了，说要瘦下来再说。除了加强身体锻炼，坚持隔天吃素之外，她还开始吃康宝莱营养蛋白粉。我担心会吃坏身体，但反对了也没什么用，我是一个毫无权威性的妈妈。

大部分人的人生规划是相对稳定的。可我们，因为大黑狗的存在，总是飘忽不定。

情绪不稳定的人真的很难相处！

有一天，女儿突然情绪崩溃说想回重庆。我当时顿觉眼前一黑，果然好日子维持不了几天。女儿一直哭闹，虽然我真的很不愿意且非常气愤，但最后我还是妥协了。

本来说好再待一个月，等重庆气温回升，新冠肺炎疫情缓和些再订机票。后来她再一次临时变卦，要求三天后就走。最后，变成了第二天马上走。

我收拾东西，退房需要时间，她都嚷嚷着要自己一个人先走，或者我先送她回重庆，再回海南办理后续事情。别人的孩子都在努力完成学业，为自己的前途付出努力，而我的女儿每天变着花样地折磨我。但我的负面情绪，只能自己消化。

重庆比海南温度低了足足20摄氏度，女儿天天缩在床上，状态比在海南差多了。但是房租贵了很多，海南房租1250元/月，重庆房租1800元/月。每当我抱怨这些的时候，女儿还会强词夺理，说海南虽然气候好，但不繁华、不好玩，她不开心，对养病也没好处。回到重庆，虽然冷，但她很开心。最后她还质问我："养病不是应该尊重病人的感受吗？"

在女儿情绪反复无常的过程中，作为包容度最大的妈妈，我也经常会觉得受不了。她的社会功能受损相当严重，照这种情况（一个极端任性的巨婴），男朋友也会受不了，更别提学习和工作了，我真的很担心她的未来。

马上跨年了，日子过一天少一天，银行账户的钱也花一分少一分，但女儿的冲动消费行为没有任何改善。

又网贷了四万多元。上上个月买了六千元的笔记本电脑，上个月买了一万多元的手机，信用卡到现在还没还清。这个月又要买三千元的游戏账号，说人生太无聊，游戏能让她更充实开心。

当下的经济压力已经压得我喘不过气了，我已经没能力满足她日益膨胀的消费欲望和任性行为，但她还是一个劲儿地逼我拿钱出来，让我感到非常绝望和无能为力。

我开始越来越担忧，她成年之后为了筹款满足自己的欲望，会不会做违背道德法律的事情。我反复给女儿强调家里糟糕的经济情况，以及一旦经济破产后会对她未来造成的直接影响。我非常严肃地告诉她，我能给你最后的爱和保护，就是把你送到封闭病房，限制你的自由，约束你的欲望和行为。女儿对此表示理解，也同意尝试调整冲动消费的行为。

这边刚答应完，转身她就忘了。

某天早上起床后，女儿跟我说她又犯病了，想买东西。她昨晚做梦爸爸给她买了个 Ipad，醒了就非常想拥有，所以一定要让我给她买。这一次我都被气笑了，既然梦里是爸爸买的，为什么不干脆去让爸爸买？

她近两个月来已经买了快两万元的东西，如今喝西北风都快没袋子装了，还不克制自己？但女儿显然对我的气愤已经免疫了，她直接提出可以分期付款，分六期，每期两千元。我只能耐下心来对她反复劝说，她才终于作罢。

以前听别人讲他的孩子不听话，我还会在心里纳闷，怎么孩子可以这样不讲道理？家长又怎么能容许孩子这样离经叛道？如今我身处其中，尝尽痛苦，才知道父母的身不由己，有时候根本没有道理可讲。

女儿曾跟心理医生说过，从小爸爸对她管教严厉，是她患上抑郁症的病根。而爸爸造成的后果最后只能妈妈来承担，永远都是这样。

她爸爸是一个极度追求自由和个人享乐的人，总是有意无意地逃避家庭责任，留给我的只有多年的丧偶式婚姻和育儿。但他也不是完全不管，毕竟他作为家长的权威偶尔也需要展示，通过他那一套奖罚措施，把孩子管到抑郁。

幸福的家庭才有可能造就幸福的童年，幸福的童年治愈一生，不幸的童年用一生来治愈。

幸福的家庭谁不向往？可是缺位的爸爸必然造就焦虑的妈妈，在这样的环境里，孩子根本不可能健康长大。最后我忍无可忍，让出去大部分利益才离婚成功。

我成了一名单亲妈妈。

离婚前我也征求过女儿的意见，那时候她才五年级，她听了我的话后表示举双手双脚赞成，还责怪我离婚太迟。最后还不忘告诉我："珍爱生命，远离某某某。"

离婚后，我还是希望女儿能拥有完整的爱，所以还是很支持她和爸爸正常来往。

每隔一段时间，爸爸就会带女儿出去玩，吃些好吃的。偶尔女儿问爸爸要点零花钱，爸爸大多也是同意的。距离产生美，我也会有意在女儿面前说爸爸好话，所以她如今和爸爸的关系也越来越亲密了。

但是对于女儿的抑郁症，她爸爸一直无法接受，虽然他也心疼、难受。本来一贯乖巧懂事、成绩优异的女儿，是他爸爸的骄傲，结果她却因为抑郁症突然从学霸变成了连正常完成学业都很难的孩子。

他无法接受女儿的病和现状，经常让女儿别去住院，别吃药。还不断强调说女儿不是精神病，不要吃药，那样会变傻。

这样的父爱有时候真的让我不知道该怎么办。不能帮我就算了，还要来添加更多的阻力影响女儿治病。永远都是这样！

人真的很难改变，我也就只能做好自己能做的。

04
尊重、包容和爱才是治愈女儿的良药

新年到来，我却没底气许下女儿新的一年能够痊愈的愿望。

年底时，她又逼迫我花2610元买了英雄联盟的游戏账号，说是太无聊，需要换个新游戏。我的整个新年都在生气、绝望中偶尔又能看到希望这两种情绪中反复。最终我选择了放弃抵抗，举手投降。

过了一段时间，女儿提出了更离谱的要求——她要和朋友去同一家精神病医院一起住院。折腾了几天终于顺利入住，结果到了第五天，她就厌倦了住院的生活，友谊也被随之抛诸脑后，开始闹着要出院。

整个住院期间，她大闹了三次。其中第二次特别激烈，她在操场上、在病房里对我双膝下跪，以头叩地。她还扬言如果我不答应，她一出院就去寻死，还以头撞墙自残威胁我。

对这次的住院闹剧，我全程一直保持着温和而坚定的态度，告诉她出院时间要听从医生的安排。这次在出院一事上我坚持原则，没有向女儿妥协，明显对她起到了很大的教育作用。

现在我的心态被女儿的病锻炼得既强大又稳定。每天照常买菜做饭，看看书，打打游戏，追追剧，逛逛公园。就算在深渊里，也要学会自得其乐。

女儿的抑郁症确实让人糟心，可我不能让它毁了我的生活，偷走我的健康和快乐。

也许是被我持续稳定的状态影响，出院后女儿竟然开始有了很好的表现：开始重新恢复了锻炼；每天都会上网课，还特意去书店买了习题来做；有一天我看到她竟然开始自己在家里烧水洗头发了，因为租的房子没安装浴霸，风暖又坏掉了，之前她都是去理发店洗；她也开始主动出门去交朋友了。

回到老家，不管是和长辈相处，还是和弟妹玩闹，她都很有礼貌和分寸；减肥也很有毅力地坚持了下来，愿意花更多时间在户外活动上；还开始关心我的身体状况……状态明显好于从前，眼神开始灵动起来，眼睛里有光了。

可惜，好日子总是维持不了太久。坚持学习了十几天的女儿，如今又眼睛红红地宣布放弃了。明明昨天才买了很多习题；明明今天上午还计划要去补习下理科。从前自律自强的女儿，如今却完成不了任何一个目标。

之前她承诺不再乱花钱，结果现在又缠着我要买只狗狗——比熊。

女儿这次为了狗狗做了不少承诺，比如多做家务，增加户外活动，努力学习，把零花钱作为养狗费用，承担养狗事务……其中最打动我的一句话：“妈妈，您就当是治疗费吧，狗狗真的能更好地疗愈我呀！”

我也希望狗狗能带给女儿爱的滋养，帮助女儿重获新生，最终还是答应了她。

狗狗本身1800元，加上食物、“医疗保险”什么的，合计花了3000元。我对这种无休无止地被胁迫，深感无奈和痛苦。最后只能花一天时间，自我说服，自我疗愈，才稍稍缓过劲来。

狗狗棉棉的到来，的确带给女儿很多欢乐。她开始忙前忙后，耐心地照顾着她的小baby，牵挂着狗狗的冷暖饥寒。无奈小狗刚养了没几天，女儿又开始表现出病态的焦虑，担心自己不能照顾好它，不能对“狗生”负责，天天一脸懊丧和挫败，之前睡眠很好如今却夜不能寐。

养狗完全没有起到当初预期的疗愈作用。

女儿几经纠结、痛苦，下定决心，要把狗狗送出去，并央求我不要告诉她最喜欢的大姨。

三千大洋！自己的承诺做不到，对小生命不负责任，我心中的怒火差点喷薄而出。但我已学习心理学好几个月，经历了很多次挫折，心性较之前已经坚毅很多。

我劝自己，女儿这个年纪，做出错误决定是很正常的，人生不就是不断试错、改正、再不断强大的过程吗？狗狗送出去了，后续高昂的打车费、养育费、医疗费不就省了吗？况且，女儿让保密，想维持乖乖女形象，不正说明了她自尊意识有所提高吗？所以，我心平气和地同意了女儿的请求，没生气，也没唠叨。

经此一事后，女儿一脸愧疚地向我道歉，并表示以后坚决不乱花钱了。到目前为止，她都一直信守承诺，没有提出乱花钱的要求。

女儿这次真的有了质的变化。一方面的确遵守了量入为出的承诺，没有提出过分的消费要求；另一方面，讲信用，把收到的生日红包的一半，用于还欠款（之前买 iPad、狗狗）。控制体重方面，也特别有意志力、有力量。

看来，真的注意以平等、尊重、理解、接纳的方式对待女儿，女儿就会更加自尊自爱、理性，注重自我形象的塑造。

我仿佛又看到了希望之光。

越来越多的事实证明，女儿开始变得越来越理性和通情达理了。中午在外用餐，她会考虑到省钱，主动提出并张罗打包；没叫到车，女儿可以饿着肚子，大中午拖着行李，在烈日下步行半小时，却毫无怨言，情绪非常稳定；上台阶时，还会主动帮我拿行李；还会经常拿出账本，计算收支，力求收支平衡。

最近女儿又开始养猫了，她会在炎炎烈日下去取回快递——猫粮、猫砂、猫罐头。出门前，她还会特意倒出猫砂，清洗猫砂盆，并顺便把垃圾提下楼。

每次她打开猫罐头，放在小猫面前，看着小猫狼吞虎咽的样子，脸上都会露出慈母般满足幸福的笑容。她跟我说："小猫吃得高兴，我也很开心。吃苦受累也值得。"

我在女儿身上看到了流动的爱——营造爱，感受爱，传递爱。女儿也开始对我嘘寒问暖起来，让我有什么不舒服要告诉她，要早些去治疗。她还要求我五月份去体检。病情持续稳定后的女儿，终于成功回归校园，开启了她的新生活。

这就是如今我宛如小天使一般的女儿，而不久前她还是妥妥的小恶魔一枚。情绪失控，易激惹，网贷，冲动消费，离家出走，异地见网友……

所以，正规治疗，加上父母科学智慧的爱和陪伴。边惯，边治疗，边疏导，这样的奇迹就能发生。

我很满足，很感恩。

希望和我一样身陷困境的家长们，能看到我这篇文章，能感受到安慰，感受到信心和希望，从而有勇气直面困境，积极行动起来！

撰文：Lucky

看到母亲写的文章后，小柳知道了母亲在陪伴自己的过程中的艰难和隐忍，于是决定从女儿的视角来讲述这段经历。

感谢母亲接受不完美的我

01
爸爸用棍棒逼我做完美小孩

因为爸爸对我从小就严格管教，我从一个聪明自律、成绩优异的学霸，变成了休学在家、任性妄为的“坏孩子”。

正常孩子的青春是什么样的？我好像从来没有了解过，更没有体验过。

十岁的时候，我就初步认识到了“抑郁症”这个概念。那时的我只知道，抑郁症会使人感到悲伤难过，以至于不能好好生活。

直到后来自己患上抑郁症，我才真正意识到这三个字的巨大威力。

妈妈说，小时候身边的人都夸我是他们见过最聪明的孩子。因此大家都理所当然地对我寄予厚望，而我也从来没让大家失望过。从学前班到小学，从小学到初中，我的成绩在班上一直名列前茅，但我一点也不快乐。

通常人们对自己获得的成就都会有满足感，可对我来说，这份满足背后，却隐藏着深深的恐惧——害怕失败。这份恐惧不止来源于我自己好胜的自尊心，更多的是来自我的爸爸。

在他的预期中，我应该是一个完美小孩，不可以有任何瑕疵。

从我五岁开始，他就给我制定了一套特别严格的规范：玩具要收拾整洁，字迹要写得端正，作业要做得又快又对，吃饭要遵守礼仪，不可以撒出一粒饭菜，考试成绩要名列前茅，一定要考上重点中学……每一项规矩的背后，都有配套的一系列奖惩措施。

记得在小学时的某个暑假的晚上，我和妈妈正玩得高兴，爸爸突然冷着脸回来，随后他莫名其妙命令我立刻拿出家校联系本，我当场愣住了。当时已经放假很多天了，根本用不着家长签字，但是我又不敢说出自己的疑问。一贯丢三落四的我，在没有准备的情况下，根本没法很快找出来。在找东西的过程中，我的内心越来越恐慌，尤其是一想到如果找不到可能会招致的毒打，我的思绪就更加混乱了。妈妈觉察到了我的慌乱，也开始帮我一起找，她也很无助，因为她如果出言制止的话，爸爸不仅不会收手，还会将惩罚加倍。

在我每次面临可能会被打死的情况时，永远没有人能帮我。

最后，还是没能找出家校联系本。爸爸拿出“家规”——40厘米长的薄竹片，要打我手心60下！他每打一下我就抽一回手，嘴里倒抽着冷气，眼泪大颗地往下掉。真的好痛好痛！

在我被打了30下后，妈妈终于看不下去了，她按捺住愤怒，劝说爸爸真要打完60下，孩子会被打坏的，不如分期执行。有了这个“分期”的额度，虽然我暂时活了下来，可又不由得担心那剩下的30下什么时候挨。

父母们可能不知道，挨打对孩子来说本身就已经很可怕了，但更可怕的是等待挨打的那段无常时光，就好像头上时刻悬着一把锋利的宝剑，随时可能朝我砍来，却又没有一个准确的时间。

很多人可能会觉得这些不过是家长对孩子的基本要求，“没有规矩不成方圆”，没什么值得抱怨的，可对我来说全然不是这样。这样的生活对我来说太痛苦、太恐惧、太焦虑了，以至于我时常觉得窒息。

我只是个小孩子，有点小毛病不是很正常的吗？只要我犯一丁点儿错误，爸爸就会用“家规”打我。如今虽然很多具体惩戒的过程我已经记不清了，但那份恐惧一直留在我的记忆中，成了无法消除的痛苦烙印。

那个在角落瑟瑟发抖的我，每天都活在怕被打死的恐惧中。我害怕犯错误，害怕考不好，害怕我不是完美小孩。而我的妈妈，完全没有保护我的能力，因为爸爸警告过她，如果她要保护我，他会打得更狠。

虽然妈妈在工作上是别人眼中的“女强人”，但在我所遭受的家暴事件中，她却退缩了。我小时候看动画片，每当看到小动物的妈妈面对凶猛的野兽时，总会奋力一搏，拼尽全力保护好自己的宝宝这样的情节，我就会暗暗生妈妈的气，也怨恨过她。我清楚地记得八九岁的时候，我在一个本子上，用力透纸背的愤怒，写下了N多诅咒父母的话。有时我还会在心里想：如果我是个孤儿是不是更幸福一些？或者我是被亲生父母不小心丢失的小孩子，有一天，他们会千辛万苦来将我找回，补偿给我缺失多年的温柔慈爱。

当时因为年纪太小，我自己没能力独立生存，没有更好的选择，所以我一直不敢将自己的想法和感受表达出来，只是在心里痛苦和纠结。如今我和妈妈已经和解了，因为我知道她很爱我，只是她当时不懂得该怎样去教育孩子，所以才听信了我爸那套理论——“黄荆棍下出好人”。

02
我被以爱之名伤得体无完肤

这么多年过去了，我已经不像小时候那样惧怕爸爸了，有时候甚至还会和他吵架，但他这么多年的施压，已经对我产生了极其深远的影响。

因为原生家庭带给我的全是不安和恐惧这些负面情绪，我从小对于婚姻、家庭这些概念都没什么好感。

小学四年级的时候，我还曾经和班上四个单亲家庭、同样缺爱和陪伴的好朋友，组建了一个“不婚主义联盟”。我们觉得自己受了这么多大大小小的伤痛和委屈，长大以后，我们可能都会组建一个很不幸的家庭，养育一个很不快乐的小孩，过着悲惨的一生。这些光想一想都很可怕。

直到如今，我还是没有信心会在未来组建一个幸福温暖的家庭，因为觉得自己已经如此糟糕了，确实也不配得到别人的爱，更没有信心当妈妈。我非常害怕和焦虑，我不想我的孩子未来会活成我如今的样子，再受我受过的这些苦。

后来我们因为升入不同的中学都分开了，特别是抑郁症让我羞于见人，我删掉了所有同学的联系方式。不知道他们现在还好吗？已经得到疗愈了吗？还是和我一样，感到更受伤和绝望？

对于自我要求这方面，我总是用完美主义苛求自己。这也造就了我的讨好型人格，我总觉得要足够优秀完美，别人才会喜欢我。于是每次一考试前我都会焦虑得睡不着觉，成功了会担心失败，失败了会担心再也不能成功。而人际关系，现在仔细想想，我似乎从来没有长久地维系过一段关系。有时我会讨好别人，有时我会觉得他不是真心和我交朋友，有时我又会认为，他们都在背后议论我。

我还记得初二那年，我和一个好朋友闹掰了，他对我说了一句话我到现在还记得："其他家长都知道你有病！"对于当时的我来说，这无疑是晴天霹雳。他们会怎么看我？他们是不是私底下说我矫情？他们会不会觉得我走不长远？诸如此类的猜测在我脑海中盘旋，久久不去。

我那时候的班主任，是个说话总是阴阳怪气的人，由于我总是请假，而他又不了解我的病情，常常会在班级里公开嘲讽我。有一次我休完病假之后回去上学，忘记带卷子了，他就当着全班同学的面，用很恶劣的语气说："学也不上，卷子也不带，你还想不想读书了？"每次考完试，如果排名有一点下滑，他就会当众批评我。记得有一次因为四分之差，我从第一名滑到第四名，他课后把我叫到办公室，狠狠地批评我。

和父母一样，老师也会以爱之名，以激励为理由来一次次伤害我。他们的处理方式完全不适合我，那时的我是一个14岁、敏感多疑又心思沉重的小女孩。我最终被这些无休无止的爱和激励打败了，被伤害得体无完肤。我最后选择了当逃兵，从学霸和乖乖女的身份逃离，成了一个休学的loser。

我的抑郁症绝非一朝一夕形成的。

这么多年来，我遇到的每一个人，每一件事，都对我产生了影响，积极和消极的都有，但最终还是消极影响占了上风。

初二上学期，我终于鼓起勇气告诉了妈妈："我好像得抑郁症了。"

妈妈起初也不理解我，对于我的频繁请假，她总是表现得很愤怒，她觉得我只是因为懒而装病逃避上学。刚开始她对我骂过吵过也无奈地哭过，可我仍是"不知悔改"。后来我再次跟她说了我可能真的生病的事情，她才意识到，原来她的孩子，已经不再是小时候那个无忧无虑的小可爱了。

03
妈妈给了我无条件的爱

从确诊到休学是一个很漫长的过程，我妈也是在这个过程中，逐渐真正接受了我生病的事实。她开始慢慢改变自己对我的态度，也学着用科学的方式来对待我。

虽然妈妈的工作特别忙，但是她一有时间就会上网查询抑郁症相关的知识，还加入了几个抑郁症QQ群，甚至去知乎提问："女儿16岁了，以前妥妥的学霸，已经休学一年了，患了抑郁症，怎么爱她？"她很努力地在想尽办法爱我。

家庭心理咨询的时候，妈妈告诉咨询师，虽说人类的悲欢并不相通，但她希望有办法、有途径能尽量与我共情，去理解我所遭受的痛苦。

她现在知道了，她的女儿很难受、很痛苦。她一定要想方设法去减轻女儿的痛苦。

相比于其他家长，我妈真的已经算是对抑郁症孩子很理解、很宽容的家长了。在日常相处中，她会尽量迁就我，希望我开心、情绪稳定。在我治疗期间，她一直带着我四处求医问药，特别是每周一次的心理咨询，需要往返奔波一天时间。她有腰椎病，所以每次都很辛苦，但她一直坚持陪我一起。有时她还要满足我各种任性的要求，忍受我的坏脾气。妈妈的坚强和耐心，我真的很佩服。

“爱子，则为之计深远”，妈妈对我的爱不仅体现在日常生活中，她还会为我计划很远的事情。但我因为生病总是对未来充满焦虑，变得很没有上进心，我唯一思考的是我还能活多久——也许不会太久。这对妈妈来说是很残酷的事情。

对于我总是无法走上正轨，妈妈有时会表现出很讨厌的唠叨，甚至会怒斥我。大概意思就是不吃学习的苦，就要吃生活的苦之类的。我能感受到她内心的焦灼不安，她肯定每天都在祈祷：“女儿呀，快好起来吧，快去上学吧，快考个好大学吧，那样才会有好的未来。”

但是她的这些希冀和期望传递到我这里只会给我带来焦虑，我的情绪一直没办法得到宣泄，整个人也无法真正地放松。

我虽然人休学了，但心还被困在令人窒息的教室里，导致我的病情一步步加重。

我开始变得易怒狂躁，喜欢买东西、乱花钱，也闹过几次自杀和离家出走。最出格的是2020年——我16岁时，借了四万多块的网贷，因为不堪压力选择在半夜离家出走。

当时的我是出于什么想法和心情做了如此惊天动地的事，现在已经很难解释清楚了。如今的我也无法理解当时自己的迷惑行为。当时的我就像是被一个陌生人占领了身体，一切都是失控的。每天浑浑噩噩，总是乱发脾气，不修边幅也不懂礼貌，总是被强烈的购物欲望支配——可能是因为我觉得，买了那些东西我就能变得更好吧。也许当时的我潜意识里也是想康复的，只是不知道该怎么办，才走了极端。

后来，妈妈在冰冷的寒夜里找到我。当时的我又害怕又自责，出乎我意料的是，妈妈对我竟然没有责骂，甚至连唠叨都没有。她只是很认真地告诉我，你只是生病了，这是病症。不是你的错！她依然相信我还是一个好孩子。

妈妈很快就处理了我闯出来的祸端，帮我还清了全部贷款，注销了平台账号。然后她带我去了医院，让我接受住院治疗。

等到我情绪稳定下来后，妈妈心平气和、开诚布公地和我进行了沟通，比如关于家里的收支情况、关于稳定的经济对于我们将来生活的重要性。我那时候才清楚地意识到，我到底做了什么。我家里可不是什么大富大贵的人家，只能说可以保证基本的温饱。所以我如此不计后果地冲动消费，对我的家庭而言构成了特别大的破坏力和风险。

妈妈很真诚地告诉我：“如果你不能好好配合治疗，不能理性克制消费，一直不停地买买买，那么造成的直接后果就是会让家里的经济破产。到了那一天，妈妈也就只有爱你的心，没有爱你的能力了。那么，无能为力的妈妈对你最后的爱和保护，就是把你送到精神病医院的封闭病房，终身疗养。那里没有手机，没有妈妈的陪伴，没有可口的饭菜，更没有自由，没有希望，没有未来。你确定要接受这样的人生吗？”

这段话至今我都记忆犹新，这其中包含的无奈与绝望、爱与鼓励，每每想起，都让我感到心情复杂。我产生了很强的危机感，正是这份复杂和危机感，让我下定决心要好起来。

于是我开始积极配合治疗，按时吃药和做心理辅导，努力调整错误认知，甚至还会去思考自己将来要成为什么样的人，未来要过什么样的生活。

这是一个很漫长的过程。在此期间，我的任性妄为、离经叛道，还有我做的那些很多正常孩子根本不可能做的事，最后都被妈妈的爱包容了。每一次她首先考虑的都是我的人身安全和情绪稳定。她一次次的迁就和妥协，让我感受到了真正的爱，无条件的爱。这爱无关成绩，只因为我是她的女儿。

之后，我的情绪越来越平和，我慢慢收起了虚张声势的小爪子，内心要与妈妈对抗的攻击性也慢慢消失了。经过我的反复试探，我已经完全确信，妈妈是和我站在一起的朋友，根本不是我原来设想的敌人，我不应该去报复她、伤害她。

妈妈在帮助我走出困境，我也希望她能越来越好。

2021 年上半年，在妈妈无条件的爱的滋养下，我的状态慢慢开始好转。我很喜欢写诗，从前写的诗多是对世界的痛恨，现在写的却大多与爱有关。

经历过两次复学失败的我，现在满怀憧憬想回学校，格外热爱学习。这一次，我不和别人比，我只做好自己，尽自己的努力去实现梦想就可以了。我是为自己而活的，我不愿意浑浑噩噩地过完这一生，我也想成为一颗星星。

我生命中已经度过的17年，差不多都在这短短的篇幅里了。但我还有未来，我们都还有光明的未来。所以请不要畏惧前路，不要止步于一时的迷惘。

远方总有爱，远方总有梦和希望。

医生说：

在我经手的大多抑郁症案例中，父母都不愿意承认自己孩子患了抑郁症，这会让孩子更无助，绝望，进而加剧孩子的病情。

其实严重的抑郁患者在自杀之前，一定都曾向身边人不止一次地发出过求救信号，就是因为他们的呼救被忽视，没有得到及时救助，最后才会酿成无法挽回的悲剧。

抑郁症患者虽然会表现出情感麻木的状态，但他们的内心其实是非常需要爱和温暖的，患者的家属要有足够的耐心来理解他们。如果能得到家人的支持和温暖，是非常有利于恢复的。

在陪伴抑郁症孩子的过程中，家长要有很强的自控力才能有余力去帮助孩子，这对家长来说，是一场漫长的自我博弈、自我修炼。父母好好学习，孩子才能天天向上。

首先，家长要接受孩子患病这一事实，并且用积极的心态带孩子进行治疗。这样会帮孩子抵消病耻感，对于让孩子接受自己患病有很重要的作用。

其次，家长要学会控制情绪，不要因为孩子生病表现出来的种种而情绪失控，这样只会对孩子造成二次伤害。故事中的妈妈就做得非常好，不管孩子做了什么出格的事情，她第一时间是先处理自己的情绪问题，等恢复理性之后再去处理问题，而且还不忘告诉孩子：这不是你的错。这是非常正确的做法，孩子就是在这样一次次的包容中逐渐对母亲重新建立信任。

最后，要让孩子感受到父母对自己无条件的爱，抑郁症患者很普遍的一个特征就是自我价值感低，父母无条件的爱会让孩子感受到自己的独一无二和存在感，这会给他注入重要的生命能量。爱的陪伴和共情，能让抑郁症患者疗愈过程加快。

一旦孩子跟父母之间有了爱的情感流动，那么孩子就离康复不远了。

对于文中提到的关于抑郁症孩子面临的休学问题，可以辩证地去看待。休学的好处：能得到充分休息，没有那么多的学业上、人际关系上的压力。休学的弊端：延迟毕业、复学会比较艰难。

能不能休学还要看学校的情况，一般来说重度抑郁的学生，学校一定是建议休学的，毕竟在学校风险太大，所以只要你拿着医院的诊断结果和医生的建议去办理休学，正常来说都是可以的。

如果休学了，建议可以先旅游一番，去干自己想干的事情，但是前提是必须接受治疗，之后要有完全且周详的学习计划。

如果没有正确地进行治疗，没有循序渐进地按计划学习，放任自己的情绪和行为，到时候复学会非常困难。

第八章
儿子抑郁后，我学着做一个父亲

根据科学研究，躁郁症患者的遗传因素占到了80%，生活中的负性事件会很大程度增加发病的概率。本文作者，在躁郁症发病过程中的每一次挣扎，都将自己和父亲推向更深的灾难。

【患者档案】

姓名：吴佳　　**编号：**008

病状：

躁郁症，又名双相情感障碍

时而情绪低落，时而情绪高涨，失眠困倦，易怒，身体僵硬麻木，多次企图自杀。

家庭情况：

家族血亲中有精神病患者。

母亲早逝，父亲再娶，弟弟妹妹被送人。

父亲固执自大，对家庭和孩子疏于关注和照顾。

01
昔日薄情的父亲竟开始主动关心我

2005年，我在日本横滨一所国立大学读本科最后一学期功课。毕业前夕，情绪如荡秋千般急剧摇摆，时而痛苦不堪，时而亢奋异常，最终被确诊为躁郁症。

我在普通门诊治疗了一段时间，后来躁郁症发作，在学校闹事惹出事端，学校威胁若不住院治疗，就不给我颁发毕业证。我只能妥协，住进了位于三浦半岛的一家精神病医院。在那所傍海的专科医院，我接受了系统的治疗，花光了旅日七年半工半读攒的全部积蓄，还欠下导师、同学和朋友一大笔钱。

在那以前，父亲遭遇人生低谷。他原是一家国营企业的科长，2004年东北国企改制，为单位奉献了40年的父亲，最终被定为内退工人。失业初期，父亲在百业凋敝的县城四处找工作，无果后，由伯母介绍在一家私营药企做人力资源管理，可惜不到一年，因企业亏损又丢了活计。

当时，父亲打了通越洋电话给我。以往，他几乎不用电话与我联系，书信往来一般也是我先寄信过去，他才给我回信。电话中，他语调柔和，商量着问我，能不能找个门路弄他到日本打工。这显然已经超出了我的能力范围，我生硬地拒绝了。

他打算在老家县城开一家加盟干洗店，打听清楚加盟和培训的费用后，我给了他打工存的20万日元做启动资金。可惜在那个节骨眼，父亲的眼睛出了毛病，开店的事无奈作罢。

后来我听一位亲戚说，他要带父亲一起做一个项目：“带着亲戚们赚钱呢！”见亲戚获得了高额回报，父亲卖掉自己名下的房产，将房款投进了项目里，又介绍了几个身边人加入。本以为从此可以过上利滚利的躺平生活，可这世上哪有天上掉馅饼的事。这次投资，彻底掏空了父亲的老本。

我住院前，父亲像是嗅到了危机，罕见地给我来了第二通电话。他夸我优秀，考了一所好大学。那所学校虽然在东京有名气，但远没有他说的那么夸张。我讷讷听着，感受到了他的刻意巴结，倍感不适。

那通电话没多久，父亲仓皇逃离了东北老家——因那个项目，他卷入了家乡一起集资诈骗案，除了自己被骗光本钱，还连累了其他投资人。多年感情不和的继母离开他，独自到北京去发展了。那些听他建议投资的人找不到骗子，迁怒于父亲，咬定他是同谋。父亲逃到南方一个亲戚家避难。而我住院期间弄丢手机，与他失去了联系。

在亲戚家落脚的父亲并不好过。他在亲戚家的公司做伙夫，月收入只有300元，加上从国企内退每月发的500元，生活自顾不暇。发现联系不上我后，他一反常态，发疯似的开始找我，最终才辗转得知了我住院的消息。

同学帮我给父亲转寄了一封求助信。精神药物产生的副作用令我手抖，信中字迹歪斜，父亲从中隐约预感到了什么。30多年前，他二哥在外地求学，也是毕业前夕染上精神病，自杀身亡。

生怕悲剧在我身上重演，父亲当即决定办护照，来日本照顾我。签证手续繁杂，照顾病人所需申请材料比旅游、留学复杂得多。

为搞清赴日流程，父亲毅然返回故乡，找亲戚朋友打听，办理要准备的材料。

父亲这样在乎我，已经是很久以前的事了。母亲病逝后，他就娶了年轻貌美的继母，把弟弟妹妹甩给亲戚抚养。当时我愤懑不平，认为这无异于抛弃他们。留在父亲和继母组建的新家庭中，我的日子一直都不好过。

父亲工作忙，无暇照顾我，父子也没有培养感情的机会。反而由于他与继母经常吵架，父亲不在家时，我作为陪绑，就被继母当出气筒。冬季，我没有应季的衣物，手脚生满冻疮，吃饭也总是饥一顿饱一顿。在学校，同学和老师看出我不被家人关爱，也就不待见我。

本以为父亲向来对我情薄，没想到这次，他居然付出极大耐心，自顾不暇还坚持要到日本陪我。他在公安局低三下四地求人，四处打点后，东拼西凑准备了一堆材料，迅速办好护照，连夜搭火车到日本驻沈阳总领事馆申请签证。

在领事馆门前，他又被黑中介盯上，对方几句话套出原委，纷纷报出价码。父亲明知可能有假，但为了早日到我身边，抱着侥幸心理，甘心被人牵着鼻子走。中介承诺包办签证，父亲付了1000元，结果中介以提供的资料不足为由，留下签证所需的材料清单就结束了服务。父亲只能写信说清楚情况，用EMS寄到我同学那里。

拆开父亲的来信，我在信封里发现了以前汇给他的几十万日元。他说，知道不允许这样邮钱，可他怕我没钱缴纳住院费出事，只能这样做。

在大学导师、同学和医院的帮助下，父亲的签证资料很快办好。除了住民票——那是一种类似国内户籍证明的材料，需我本人到区役所亲自办理，而我在全封闭的精神病院，没有人身自由，同学只好将到手的证明材料先寄出，让父亲试试看。他收到后，立刻又到日本驻沈阳总领事馆，花高价请人写了申请表，不出意料地遭到拒签。有人出主意，让他到北京的日本驻华大使馆“碰运气”，父亲连夜赶到北京，又再一次遭拒签。

父亲决定留在北京等那份欠缺的材料。他人地两疏，联系上继母，赔尽笑脸，才得以在继母家中暂住。最终，他也没能等到我的户籍证明，赴日的事就这么不了了之。直到最后一封信里，他还鼓励我好好调养身体，说兴许下个月就能在日本相见。

我出院时已是2006年。导师、同学护送我至成田一家宾馆，次日乘机回国，我和父亲终于在青岛流亭国际机场见面。他的头发花白了大半，人也瘦了不少。而我的容貌也发生了天翻地覆的变化。住院期间缺少活动，加之精神类药物作用，导致我体态臃肿、神情呆滞，还患上了轻微的表达障碍。

父亲拉过我的手打量一番，眼圈红了。他转过脸，耸起一侧肩膀，低头抹眼，再转回来，拖住拉杆箱，一把攥紧我的手，连声说:“走，咱们回家，回家。”

02
父亲笨拙地带我四处求医

回到东北三个月，在抗躁狂药物作用下，我夜间有睡眠障碍，白日昏昏欲睡，整个人倦懒不已。见我意志消沉，父亲起初一直忍耐。他不理解躁郁症，亲友们又常传来闲言碎语，实在按捺不住，他总会唠叨几句，要我振作。但人哪能抵抗药物的摆布，我无法振作。

见我没有改观，父亲忍耐不住爆发。他执拗地认为，我之所以萎靡不振，都是那些日本药害的。“你带回的是害人药，我可不信日本人。”于是，他完全不听我辩解，一股脑扔掉了我从日本带回的所有东西。

父亲十分坚持自己那一套理论。那是从江湖游医那儿听来的说辞：“治这病得像练功夫，怎么难受怎么来，就是让病人别扭着，磨炼他的意志。”这番离奇见解，给我平添了不少痛苦。我夜里失眠，白天犯困，父亲就不准我补觉。我羞于社交，父亲便硬拽着我去亲戚朋友家串门。我但凡违拗，他要么沉下脸叹气，要么突发雷霆，骂我没出息不争气：“你老是这样，等到我没了，你该咋办，靠谁去！”

“那我真没办法了，只能等着去死了。”我坐在床上，僵硬得像块木头。

“你……你……真浑！我真该给你个大嘴巴子！”父亲一手叉腰，一手指着我，浑身哆嗦，血红的眼里几乎噙出泪来，说好的大嘴巴子始终没有抽过来。回忆中的这两句斗嘴不过是一场巨大伤害中的荒诞序篇。在相处的过程中，我对父亲的态度，由曾经的责备，到初病时备受关心的惊惶，逐渐转变为厌弃与恼怒。

2006年初，暖风来得早，家乡东北小城的积雪快速消融干净，雪水和着遍地尘土和垃圾变成黑泥汤，涂满了城中大大小小的沟壑。过了中午，父亲强拉着我出门寻医。他迈动干瘦的双腿，在街上的泥泞中穿行，东张西望搜寻着挂匾额的诊所和医院，不时回头招呼我。体态臃肿的我本就体力不支，踉跄着勉强跟上，鞋和裤脚沾满泥浆。

突然间，沙尘混在雨中，黏湿的泥点从天空落下。我和父亲狼狈地遮住额头，在泥雨中躲着走。“走稳点！打起精神！”父亲带我摸到一家正规儿童医院前。

医院出入口挂着防风门帘，被摸得油黑发亮，我正犹疑着成年人是否适合在这里就医，父亲果断掀开一侧门帘，一把推我进去。我还没反应过来，就从昏黄的沙尘暴跌撞进了医院廊道，空气中弥漫着呛人的消毒水气味。

“我儿子是日本留学生。在那儿有点抑郁了，现在怎么也提不起精神，您给看看……”进门后，他的表情一下切换为谄媚的笑。医生接过父亲双手呈上的“病情介绍”，打开瞄了一眼上面的英文，顺手轻掷在桌面上，“验个血吧！”

血液检验指标正常，医生迟疑了一会儿说：“血稠吧，整天犯困是吧？开点维生素吧，别老整天窝在家里，多出来走走，见见阳气。算不上啥病，都是瞎寻思闹的，好治！”他说一句，父亲唯唯诺诺地应一声，最后恭顺地捧着一大袋维生素，拉着我离开了儿童医院。

那个东北小城当年根本不具备诊疗躁郁症的条件。维生素治不了“血稠”，我的萎靡状态也不是“血稠”导致的，所以吃了一周药，依然不见好。

发现正规医院治不了，父亲就开始求神问道，做法无一不荒唐愚昧。

有一天，父亲神神秘秘地请回一座观音像，每日准时上香，双手合十祷告。观音像是几年前我伯母经营饭店时，供奉在大堂保佑生意兴隆的。后来饭店黄了，伯母就用红布把观音包了，放在老宅里。不知怎的，他想起家中有这么一座佛像“断供”，连称罪过，之后五体投地磕了几十个长头将其请出来，洗净供上。

几天后，菩萨没有显灵，香火和虔诚也因此怠惰了许多。父亲转而寻到街道的洋教会，花二十几块钱买了本袖珍的中文《圣经》带在身边。他得空就眯起眼睛辨认着小字，对我唱荒腔走板的赞美诗。熟人得知后，打趣说，这么快咋又改信洋教了呢？

还有一日午后，我正睡得迷糊，忽然感觉身边有丝丝吐纳之声，睁眼吓了一跳：父亲两眼半闭，稳扎马步，虚递双掌，正对着横在床上的我施功传气。原来他想起家里20世纪80年代藏的几本气功书，翻出来后，学着书里的招式，想用气功给我疗伤。闹腾了几日没有效果，再次作罢。

后来，他寻到省城的一家大医院。精神科的主治医生误诊我为抑郁症，开了抗抑郁药物“赛乐特”给我。换药后，我白日的困怠感逐渐消退，情绪暂时得到了改善。

父亲见新药有效果，以为我痊愈了，又开始做主带着我规划未来。除了会日语，我既没有特长，也无工作经验，很难在经济萧条的家乡求职。周围人都劝父亲把我送回日本：“那谁家孩子，在日本的专科学校读书，也找到工作了，工资合成人民币一万多块。你家这个，在那儿的名牌大学毕业，还愁找不到？”

父亲本打算留我在身边尽力照料，在亲戚连日的鼓动下，他的心思慢慢动摇，也开始旁敲侧击劝我回日本找工作。

在日本躁郁症发作的回忆对我来说简直是噩梦。回国前医生就告诉我，我的病情极易反复，让我找份轻松的工作，让自己零压力是最为重要的。“对自己不要抱太高期望，只求余生平安。”但是在父亲温言劝说下，我还是违心答应去日本试试。

离家那天，父亲强迫我坐在沙发上歇息。他蹲在拉杆箱前，费力地单手撑地，帮我把衣物用品一件件整理好装箱。之后把箱子推到门口，背对着我沉默了好一会儿，喃喃道：“别怪爸爸，爸爸实在没有别的办法了……”

2006年4月我抵达横滨，在大学导师的帮助下拿到毕业证，同时获得短期求职签证。一个月后，被东京一家海运公司录用。

父亲在国内定期去医院帮我开“赛乐特”，跨国邮寄给我。我一直按国内的医嘱服用，直到有一天，偶然在药品说明书中发现了“有躁狂史的患者禁用”的字样。我在心里痛骂了千百遍害人的庸医，把剩下的药扔进垃圾袋。

停药后接连几天情绪高涨，我隐约感受到病情复发的苗头。很快因劳累我的病复发了。在一次出差路上，我从一座跨河大桥上跳下，试图结束生命。警察和路人救回了我。第二天，我被东京都政府强制收容治疗，公司得知消息后解雇了我。

我带着新开的药登上了回国的飞机。在大连周水子机场，父亲赶来接我，父子俩相对无言，好一会儿，他才安慰我：“大连用日语的地方多，明天我们到人才市场去看看。”

没过多久，我被大连一所军事化管理的民办职业学校录用，任日语教师。

因为暂时没有更好的办法，父亲不再干涉我用药，一边让我继续吃西药，一边寻找其他解决问题的办法。一次我回家，他神秘兮兮地掏出一张小广告说：“你的病有救了。”原来，他在小报上看到一则专治失眠抑郁的老军医广告，便剪下随身保存，等我到家，硬拉着我去了广告上的精神专科医院。

我不忍抹杀他的善意，跟他一起去那家医院走了一遭。

医院陈旧简陋，设在背街小巷一座破烂楼内。对我的质疑，导诊的护士一直闪烁其词。诊室内，医生让我躺在一架简陋的机器上，将一根橡皮管贴近我鼻孔，煞有介事地按了几下操作台上的按键。不过五分钟，检查结果打印出来："你这两条曲线比较杂乱，表明思维状态极不稳定，是病态。正常人两条线是直的，平行的。"

他胡乱敷衍的样子让我觉得遭人愚弄，我怒骂几句，医生语塞，面红耳赤憋出一句："反正你是患病了才会来我们这儿的，回去就吃我的处方的药吧。"我这才发现父亲不在诊室，心中暗叫不好，急忙出诊室去找他。出门时，正看见父亲快步走上楼，拎着两个塑料袋，笑逐颜开，在走廊另一头对我喊："儿子，这下好了，护士说大夫给你开的是中药，不伤身体。那些西药可以停了，对你的刺激太大……"

他们竟然趁我做检查的时候,哄着父亲买了5000多块钱的药。

我心一急，指着药盒冲他道："你怎么这么蠢啊！那些人明明在骗你。这是治病的药吗？明明写着保健品！有钱就乱花，一点儿不长记性，迟早还会被骗个精光……赶紧下楼把这些破玩意退了！"

父亲又怕又悔，明白过来是上当了："对，对，我应该先和你商量一下，你别急，我这就把药退了。"说完拎着药匆匆下楼，因为走得太急，在楼道转角处打了个趔趄，袋子脱手，药散落一地。父亲躬身屈膝，低头挪着小步将四散的药盒拾进袋子。我在楼梯上注视了一会儿，几步下楼，拾起余下几盒，扶起他："算了，他们不会给退的。"父亲还是倔强地拎着袋子赶到药房，冲里面解释："这药我儿子用不着，能不能给退了？"对方断然拒绝。

"您帮帮忙，我没工作，我儿子工资不高，还有病，攒点儿钱不易。求求你了。"父亲卑躬屈膝的样子让我尴尬万分，我情绪失控地向他吼道：“你就在这儿瞎折腾吧！我回去了！”说罢撇下他，出门伸手拦出租车。

父亲追出来，对车费有点儿心疼：“从这儿打车得30多……”

“5000都让人骗了，还差这30！老糊涂了你！”

憋着一口闷气回到家，我径直倒在床上，侧身背对着外面。父亲轻手轻脚进屋，沉默了一会儿后，在纸上沙沙地写下什么，轻轻放在我床头。我听他转动了几下钥匙，下楼的脚步声远了，便翻身起床，想追出去问他去哪儿。可一推房门，反锁了。

我拿过床头的那张纸，上面写着，“儿子，爸爸错了，爸爸考虑不周，爸爸是为你的病着急，别怪爸爸。那些药，我再去退一次试试。你好好在家里待着，千万不要出去乱跑。”

直到傍晚，父亲才一脸倦容地回来。手中的袋子变小了，里面换成了红肠、松仁、小肚之类的熟食。他好说歹说退了药，可只拿回了两千块钱。回来时顺路给我买了些爱吃的，要我别再生他的气了。

我叹了口气，劝他今后再也不要胡乱寻医问药了。

03
躁郁症的反复却拉近了我们的父子关系

我实在受不了和父亲朝夕相处的时间，于是独自拦车离开，扔掉手机卡，躲进一间旅馆，昏天黑地大睡了几日。醒来后，辗转到昆明，在一家贸易公司谋到工作。

躁狂症状渐褪，我想起当时后视镜中的父亲，开始后悔在大连那样对父亲，形同遗弃他。深夜，我拨通父亲的电话，向他道歉。

父亲没脾气，只是反复说，平平安安就好。

此后，我常借着出差，从西南各地买些特产寄给父亲，弥补我的亏欠。父亲收到礼物后，会第一时间打电话感谢我。父子关系逐渐升温，我俩都小心翼翼地珍视、维系着这份远隔万里的亲密感。

一年后，公司因故濒临破产，我又失业了，最后一个月工资也没有发。求职数度失利后，我整日酗酒，酒精勾出了躁郁症。电话中，父亲敏锐地察觉到我身处险境，不顾我的拒绝，执意来到昆明。

出现在门前时，父亲背着我爱吃的红肠、小肚和打工半年攒的9000多元现金。我正被疾病支配，整个人焦躁偏执，没有欢迎父亲，反而大发脾气质疑他，违拗我的意愿私自过来看我，这是对我自理能力的怀疑，是践踏亵渎我的尊严。

父亲沉默着闷头做打卤面，张罗我俩的晚饭。面端到我眼前，我伸手打翻碗，然后借势举起椅子，几乎砸烂了狭小的出租屋。父亲站在一旁，静静的，没有躲闪。当我挥拳向试衣镜砸去，他才伸手拦住："儿啊，别伤着手。"折腾半宿，父亲直到服侍我吃药上床睡去，才得以休息。

房东得知了消息，当即把我们赶走了。三天后，父亲终于在极偏僻的五华区城中村找到一间出租屋。他把身上的余钱存入银行，办了一卡一折，银行卡交给我，让我随时取用，又时常偷着检查我的钱包，塞进两三百元钞票充实它。他依旧不懂躁郁症的治疗，只知道竭力让我生活得舒服一些。

有一天，我偶然听见父亲在房间里给继母打电话求助，说我在云南犯了病，要借一些钱。我忌讳自己的病被人谈论，觉得伤尊严，继母又向来瞧不起我们父子。听到父亲向继母借钱，我感觉颜面扫地，冲进屋，抢过手机摔在地上，向父亲大喊："借什么钱，不要求人，不许拿我当幌子，我今生今世再不麻烦你了！"

见我就要夺门而去，父亲赶紧挡在面前，欲哭无泪："儿子，爸都60了，60了……"父亲像核桃皮一样皱起布满沟壑的脸，因痛苦而抽搐，我心软了一下，但最终还是被躁狂支配，绕开可怜的父亲跑下楼，顺着大道一边小跑一边拦出租车。

这次，父亲没有追过来。

离开昆明后，我辗转经贵阳，去了上海谋生。

在贵阳买票时，我用了父亲给的银行卡，发现余额多出了一万块。我猜是父亲向人借了钱，用存折存进去的。出走的路上，父亲做这些事时笨拙的身影冒了出来，在一个背人的地方，我悔恨地狠抽了自己几个耳光。

半年后，我回到昆明，在郊区一家小旅馆安顿。依旧没有收入，网上投简历也无人问津。存款即将告罄，却找不到谋生的办法，焦虑下，忧郁汹涌地侵蚀着我。

我去了最近一家银行，准备取出余款，先去吃顿久违的荤菜。如果再想不出谋生的办法，就从旅馆的天台仰面坠下，一了百了。在提款机上点击查询余额后，我惊愕住。短短的时间内，卡里又神奇地多出了一万块钱——除了父亲还能有谁？

几度遭我厌弃，被我甩在身后的父亲，把我从寻死的念头里拽了出来。

数月后，小旅馆拆迁，我到更偏僻的城中村寻找住处。在那里，意外地碰到当初与父亲一起租房的房东。本想避而不见，他却一眼认出了我，硬拉着我到他那栋又脏又臭的小楼里谈了半天。

房东告诉我那笔汇款的来龙去脉。在我弃父亲而去的几天后，他就退了房，临走时记下了房东的联系方式。隔了一段时间，父亲担心我的经济状况，打算再汇款给我时，发现没有我的银行卡号，又打不通我的手机，存折回了北方也无法使用。无奈之下，父亲只好请房东帮忙。他把存折寄给房东，拜托他查询我的取款记录，得知我还安全。存款快用完时，父亲汇了一笔钱给房东，请他转存到那张存折里。成与不成，全靠房东的人品，为了保护我，父亲只能冒险。作为屡次麻烦房东的回报，父亲还会不时地寄些家乡的土特产给他。

听完房东的讲述，我心乱如麻，沉默良久。这一年间，我和父亲如此曲折蜿蜒的联系，像一条无形的脐带，一端吸着他的血，一端维系着我的生命，在我万念俱灰命悬一线的危难时刻得以逃过一劫。

房东让我给父亲打个电话，“他前段时间住过院，是糖尿病。老人在病中最念及子女。”得到父亲的电话号码，我飞奔回旅馆。拨号时还在斟酌着如何开口，还没想好，电话就通了。

我紧张地缩着肩膀，颤巍巍地说了声：“爸，是我。”

父亲在那头沉默了一会儿：“儿子，你终于要回家了。”

在接机口，我一眼就看见了父亲。他满脸憔悴，站在人流中翘首等待。我几步抢到他面前，双膝跪地，给他磕了一个头。

几天后，父亲带我到省城的三甲精神病专科医院。这次很幸运，我遇到了一位医术高明、富有同情心的好医生，终于得到了适宜的治疗方案，用上了有效的药物。在父亲的精心照顾下，经过三个多月治疗，我康复出院。

在家中休养了两年，我开始回归社会。为了生计，我试着做过更夫、装卸工、保洁员，学过厨师，摆过夜市，一旦感到厌烦或力所不能，就放下生计休养一阵。

曾经我说了父亲许多坏话，每每想来总觉得不应该。童年时，他亏欠我。近些年，他对我的好实实在在。或许躁郁症是对我们父子关系一场炼狱般的考验，然而人只有一辈子，这场考验未免艰难了些。

2018 年 9 月，父亲因感冒咳嗽到医院检查，发现左肺下叶有 2 厘米左右的病灶，医生判断早期癌症的可能性极大，建议手术治疗。当时，父亲快 70 岁了。

那天从医院回家，走在平坦的路上，父亲竟然蹒跚起来。天色收拢，我搀着他坐上公交，扶着椅背站在他身侧。车窗上映出城市的灯红酒绿，父亲很快靠着车窗睡着了。

撰文：吴佳

医生说：

躁郁症全名躁狂抑郁症，医学上称为双相情感障碍。躁狂发作时，患者会情绪高涨、精力充沛、语言及活动增多；抑郁发作时，患者会表现为情绪低落、兴趣丧失、语言及活动减少。这两种极端状态会在躁郁症患者身上反复、交替、无规律地出现。

比利时布鲁塞尔心理中心的精神病专家达尼尔·苏埃里医生指出：一个患有躁郁症的患者就像是被强烈而不稳定的情绪所捕获的猎物，他的理智和情感之间缺少沟通。除了这些主要的症状表现外，患者还会伴随出现焦虑、失眠、乏力、性欲减退、记忆力差、学习困难、协调性减弱等症状。

躁郁症的病因较为复杂，目前还不是非常明确，但大量临床研究表明遗传因素、生物学因素、心理社会因素对此有显著影响，而且三者之间还会相互作用。从家系研究中发现，躁郁症患者的遗传因素占到了80%，生活中的负性事件会很大程度增加发病的概率。

我们从上文的主人公身上就可以发现，他的二伯年轻时因患精神疾病自杀身亡，说明他有患病的先天遗传基础。后续又经历了童年丧母，父亲的情感忽视，导致他长期处于情感缺失的状态。再加上继母的言语、精神虐待，充斥着吵架的家庭氛围，在学校因性格懦弱、自卑遭同龄人排斥等等。每一种情况对孩子来说都可能造成心理创伤，而加在一起很大程度上会影响他的神经系统发育和心理健康发展。患者在先天的基因基础上，童年又接连遭受诸多负性事件，成年后再遇到压力事件，所有因素聚在一起，致使患者躁郁症发作。

跟抑郁症患者相比，躁郁症患者在发病时会有更明显的冲动行为和言语攻击行为，需要时刻有人看护，这对患者的家庭来说，不管是金钱上还是人力消耗上都会造成很大负担。而躁郁症在诊疗过程中，因为病情的不确定性和无规律性，很容易出现误诊、漏诊的情况，继而影响后期的治疗。

要避免这种情况，需要患者及其家庭成员，以及相关医务人员三方面的全力配合。

从患者角度讲，首先一旦察觉到自己有类似症状，一定要立刻向家人或朋友求救，及时就医；其次要从心态上接受自己患病这一事实，积极配合医生治疗，定期定量服药，不要擅自断药；同时还应该找专业的心理医生进行心理疏导，尽快矫正自己不良的认知模式和行为模式，可以自学一些心理学知识和心理调节方法，在日常生活中不断地进行自我心理修正。

作为患者的家属，一旦孩子有求助表现或者发现孩子有相应症状，一定要带孩子立刻就医。治疗过程中首先要了解这一疾病的基本知识，对于患者的状态能有一个清晰的认知；其次要听取医生的建议，多跟医生沟通，按照医嘱对孩子进行看护；再者要时刻关注患者的情绪，当患者病情不稳定时，注意防止患者自伤自杀。在患者进行心理治疗过程中，建议家长共同参与，因为孩子表现出来的病症，大部分内部根源还是在原生家庭和家长身上。

躁郁症的复发率非常之高。在治疗康复后停药的人群中，一般来说一年内复发的概率大概在30%至40%之间；如果病情刚缓解就停药，那么在两年内复发率达到80%。复发率一般会随着年限增加而降低，只有极少数患者终生只发病一次。患者如果坚持规律治疗，复发率则会大大减少到20%左右。

躁郁症病情复发一般都是心理因素导致的，主要是一些应激性生活事件引发的。简单解释就是生活中发生了一些变故，患者无法做出适应性的改变，包括失业，家庭成员的变化，失恋，长期高度紧张的生活等等。

在病情稳定后，患者应当定期去医院复查，主动加强与医生的沟通，积极配合医生对于药物副作用的问询，防止病情复发。

在患者患病过程中，家人和朋友应尽量让患者感受到关心和支持。在患者处于激越及严重躁狂状态时，要避免激怒患者，避免与之冲突。

在患者病情反复发作过程中，应该给予更多的支持，帮助他们树立长期治疗的理念和信心。必要时，可以设置闹钟定时提醒患者吃药、运动、规律作息，尤其要注意给患者的药要每天定量提供，不要一次性全给，防止他们使用过量。

这些生活中的善意、包容和悉心照料虽然并不能让他们立刻好起来，但是能让他们在最无助、绝望的时候感觉到一丝温暖和希望，在一念之间放弃自杀的企图。就像上文里的主人公那样，本来在绝望中已经准备吃完饭后自杀，但却在发现银行卡里父亲又打来的一万多元钱后放弃。在保证患者生命安全的前提下，未来的一切才有意义。

第九章
抑郁后，家人说“我是吃饱了撑的”

据全国妇联课题组2013年报告，由第六次人口普查数据推算，全国有农村留守儿童6102.55万，占农村儿童的37.70%，占全国儿童的21.88%。这些孩子长期与父母分开，家庭环境的不稳定和亲子关系的缺失致使他们缺乏安全感和归属感，容易形成孤僻、自卑的性格和敏感、封闭的心理。

本文作者就曾是留守儿童，渴望父母的陪伴与关爱，想要与父母沟通却无法开口。成年后确诊抑郁症，在心理医生的建议下，她决定通过写信的方式向他们倾诉自己的心声。

【患者档案】

姓名：小芬　　**编号：**009

病状：

中度抑郁加重度焦虑

情绪失控，失眠，厌学，自残，有自杀倾向。

家庭情况：

留守儿童家庭，父母双双外出打工，爷爷奶奶隔代抚养。

父母一走就是一年，一年回家一次，平时也不和孩子联系。

爷爷重男轻女，奶奶过分节俭，家里还有哥哥和妹妹。

亲爱的爸、妈：

这是我第一次给你们写信。

我有太多话想对你们说，但当面又不知该如何开口。心理医生建议我可以试试写信的方式，于是我写下了这封信。没错，我在看心理医生，因为我的心生病了，而且已经病了很久很久。

看到这里你们会为我担心和着急吗？也许根本不会吧。毕竟在你们心里，我好像一直都无足轻重。

其实从小到大，我都特别希望能得到你们的关注、呵护和鼓励，但是这些对我来说都是无法企及的奢望。

我梦想中的家庭，其实很简单。一家人每天晚上回到家，能一起吃到温热可口的饭菜，围着桌子有说有笑，屋里灯光温暖、氛围温馨。

很遗憾，我的生活却完全是相反的情形。

永远不在家的父母，重男轻女的爷爷奶奶，没有可口的饭菜，甚至连吃饱饭都是奢望，还有永无止境的压抑氛围……

我的童年你们一直是缺位的。

我读小学一年级时，你们迫于生活压力外出务工，我和哥哥、妹妹从此跟着爷爷奶奶生活，成了留守儿童。我能理解你们为生活劳作的无奈，但是我也无法忘记自己因此受到的伤害。

我到现在都清晰记得，你们走的某一天早上的情景。妈妈临走前说给我们在枕头下放了十块钱，结果回家后，我只看到枕头下空无一物。

那种给了期许又希望落空的感觉你们根本就不懂，我多希望你们对我们说话的时候能讲一下信用，而不是为哄孩子开心就随口一说。

爷爷是一个特别重男轻女的人，什么家务活都叫我做，却从不让哥哥插手。有一次，他叫我烧水给妹妹洗澡，但我因为害怕不敢划火柴，爷爷就对着我破口大骂，就好像我犯了什么天大的罪过一样。

我知道爷爷不喜欢我。他经常打压我，对我施加言语暴力。记不清是9岁还是10岁的时候，有一次上学路上，我骑脚踏车时因为刹车失灵撞到同学，导致她摔跤把门牙磕掉了。你们知道爷爷是怎么骂我的吗？他恶狠狠地质问我怎么没撞死呢！我那天哭得特别伤心，他怎么可以这样说我？我又不是故意要伤害别人。还有一次邻居说我偷了她家番薯，他不跟我求证，就直接罚我不准吃饭，而奶奶永远是支持爷爷的“共犯”。可是我真的没有偷，她凭什么诬赖我，他们又为什么不相信我？

你们知道吗？每当下雨的时候，学校就只有我一个人穿着有破洞的雨衣戴着草帽，同学们总是因此嘲笑我。

你们知道吗？冬天的时候我没有保暖的鞋子、袜子可以穿，真的很窘迫。

你们知道吗？每天下午放学的时候，其他同学都会有爸妈来接，而我只能独自回家。

你们知道吗？我后来上学时开始频繁上厕所，同学们都笑话我应该穿纸尿裤去上学，我经常被说得脸红羞愧，却又不知道该向谁求助。

这些事情充满了我的整个童年时光，让我养成了内向、自卑的性格。在学校受尽羞辱的我，越来越讨厌学校，越来越厌倦读书。

后来有一次，我好不容易鼓起勇气告诉了你们我的尿频困扰，结果你们并没有回家，只是让奶奶随便找了点青草药煎水给我喝。后来因为病情没有任何缓解，爷爷才带我去看了中医。医生问我情况的时候我哭得特别伤心，感觉自己很委屈、很可怜。

终于有一天，你们回家了，我真的很高兴。我还记得你们去买了三只土鸡，又买了中药材炖鸡给我吃，差不多花了四百块钱。我觉得特别开心和幸福，于是叫了哥哥、妹妹一起分享着吃，没想到被你们看见后，妈妈说："要死就死在外面，别连累家里。"我不知道自己当时做错了什么，你为什么要对我说这样的话。当时我特别委屈，我不过才是一个十几岁的小孩，为什么就不能考虑一下我的感受呢？

那天晚上我一个人坐在天井里哭了一夜。

很快你们就又外出务工去了，我又开始了新一轮不做家务就没饭吃的生活。日子就这么周而复始，永远看不到希望。我好想你们可以待在家里，哪怕生活苦一点、累一点都没关系。

上初中后，我变得越来越自卑。

因为尿频的情况越来越严重，再加上性格内向，我很难交到朋友，总是独来独往。我的成绩也开始下滑，尤其是数学，常常考 30 多分。

数学课上老师总喜欢提问，答不出要罚站一节课，每次我都觉得很丢脸，也因此越发厌烦数学，陷入了恶性循环。

那个时候我无依无靠，经常会一个人不知不觉流泪、失眠。现在想来，那时候就已经开始生病了。

因为厌倦学校生活，初三时我就辍学去打工了。我以为逃离了学校，我的情况能有所改善，但是因为年龄问题很难找到工作，好不容易找到一份工作，却因为尿频的问题，工作效率和能力被质疑，再次丢了工作。

无奈之下，我只能重新回到老家，我的生活变得更加绝望。我总是不断问自己：为什么我会有这样的身体？为什么我什么都做不好？

第一次在社会上受挫后回到家的那段日子，强烈的自尊心加剧了我的自卑感，愤怒、无助的情绪越积越多，再加上爷爷奶奶的日常打压，以及这么多年的隐忍等，我的心态终于崩塌了。那是我第一次写遗书，但软弱的我并没付诸任何行动。真是万幸！

当时的我特别绝望，我在夜深人静的时候想象着各种让自己消失的方式，想象着我不在了之后是否能换来爷爷奶奶的忏悔。我甚至在内心不断追问，我是你们的女儿呀，你们为什么不能常回来看看我？你们知道我的无助吗？为什么一年到头也不愿意回来一次？难道就因为我是女孩子吗？我多希望，远在千里之外的你们，能听到我的追问。

我知道妈妈只喜欢哥哥，但我跟自己说，没有关系，只要我努力变得更好你就会喜欢我了。所以我在家里变得更勤快了，我期待这样大家都会喜欢我。

在家调理了一段时间后我又外出打工了。之后我开始经常失眠，情绪越来越低落，工作间隙我总会趴在桌子上偷偷哭，等到晚上下班后就跑到宿舍楼顶去号啕大哭。

其实那时候，我的情绪已经开始不可控了。我常常三更半夜跑到海边或不熟悉的地方去乱逛，有时候夜班下班后会一个人去公园散心。我不知道可以和谁去诉说内心的焦虑、不安。当时我还没有意识到自己其实是生病了。

外出务工那几年，我的常态就是扛不住了就回家调养几个月，觉得缓过来了就继续外出打工，循环往复。

没想到，我一心想逃离的那个家，竟然成了我的喘息地。

一转眼，时间到了2018年。五一刚过，我结束了新一轮调养，再次外出打工，结果出来一个月也没找到工作，沮丧感每天都在一点点蚕食我。

我开始白天害怕出门，晚上崩溃大哭，情绪越来越不受控制，总想伤害自己或就此消失；有时候一天只吃一顿饭，然后躺在床上一动不动，什么也不想干；一想到这些年来自己的委屈和压抑、难过，还有前面所说的那些事情，我的眼泪就会像开关坏掉的水龙头一般流个不停，心脏感觉像被绳子绑着一样越抽越紧。

特别严重的时候，我的脑海里会闪过不好的念头，好像脑子里有另一个人在对我说：也许我已经没有退路了，只有彻底消失才能让我获得真正的解脱。

每天醒来，我都会看着镜子里的自己，感觉我活得像行尸走肉，没有存在感。我只能通过伤害自己的方式来发泄，只有感到疼痛我才能觉得自己活着。

爸爸妈妈，你们根本不知道你们对我的人生做了什么！你们离开后，我觉得你们抛弃了我，所有的一切都是我的错，是我必须承担的。而我当时能想到的报复你们的方式就是消失。我想让你们悔恨一生，尤其每每想到妈妈那一句“要死就死在外面，别连累家里”，我就觉得特别心痛。我不知道我对你们来说到底是怎样的存在。

那个弱小的我真的非常需要你们的呵护，需要你们给予我温暖和爱。就算做不到这些，至少对我少一些责备和谩骂吧。我多想你们能亲口告诉我，我真的是特别懂事的乖小孩，尿频也真的不是我的错……

2019年，我的人生迎来了重要转折点——我认识了之后一直呵护我、爱护我、在乎我、重视我的老公。

当他知道我一直被抑郁症困扰的时候，就发誓说要永远守护我，要把我从深渊中拉出来。在我情绪低落时他会给我打一两个小时的电话；他还会带我去吃各种美食，带我去看我最喜欢的大海。是他让我和这个世界有了连接感，让我觉得自己是被需要、被关爱的。

我非常感恩老公为我付出的一切，是他唤醒了我的生命力，让我能够重新去感受这花样世界的美好。

你们知道吗？我老公一直支持我看病、吃药，坚持让我去做心理咨询。我根本无法想象，如果我向你们求助，你们会怎么处理。置之不理还是应付了事？我之所以一直选择不告诉你们，也是怕你们不理解，怕吓着你们，怕你们说我无理取闹，更不想你们对此有负罪感。

结婚后，我决定对自己的人生、婚姻和现有的小家庭负起责任。我暗暗跟自己保证：绝不轻易动走极端的念头。

婆家的家庭氛围跟我们家截然不同，他们热情、团结、温暖，并且事事为我着想，以我为主。他们一直在用爱温暖我。在这个家里，我第一次感受到原来被爱着的感觉是如此幸福，如此有力量。我梦想中家的样子，如今我就住在这里，我住进了自己的梦想之家。

我的心情越来越好，很久没有自杀倾向了。上天总算开始眷顾我了！

我开始了积极、幸福的备孕生活，谁知道只是因为工作上的一点小意外，就直接导致我沉睡已久的抑郁症再次爆发。但是这一次，我却没有被绝望侵蚀，而是被爱包围了。

老公带着我四处求医，家公家婆也总劝慰我说："什么事情都没有你的身体健康重要。"最后我在人民医院的心理科确诊了中度抑郁和重度焦虑，医生给我开了抗焦虑、抗抑郁的药。因为长期失眠，导致我的心率过快，耳鸣、恐慌、头疼、手抖，肌肉紧绷到抽筋的各种情况接踵而来。

当时我体质非常差，回家服药后立刻出现了恶心、呕吐的情况，又怕安定类的药物上瘾，所以最后我放弃了吃药。

后来我们觉得既然西药反应太大，不如用中药来调理。谁知因为中药药性太过寒凉，导致我拉肚子到脱水，整个人越来越虚弱。家婆急得团团转却不知道该怎么办，最后实在想不出办法了，她只能去问神婆，看是不是有什么不干净的东西缠上我了。老人家虽然有点迷信，但还是让我觉得很暖心。

后来辗转换了医生和药后，就逐渐可以睡觉了。身体慢慢恢复过来后，我们又重新找了精神科医生换了副作用最小的药，一个月后我病情逐渐得到控制。我开始积极寻求心理咨询师的帮助，在心理咨询机构我认识了黄老师并和她成了好朋友。

黄老师了解了我的童年情况后，建议我可以向你们诉说不公，表达愤怒，但我怕这样做会加重我的负罪感。老师告诉我："没有关系，每个人都有自己的表达权。"她一直鼓励我通过释放压力来疗愈童年创伤。

每次做心理咨询的倾诉过程都会以我的爆哭结束。这么多年，我觉得终于有人愿意倾听，能理解我的不容易了。其实我曾经尝试过和妹妹透露自己可能抑郁的情况，换来的却只是她的一句：吃饱了撑的！那之后我选择了永远闭嘴，我把一肚子想倾诉的话憋了回去。她都没有经历过我的苦，又凭什么这样说我呢？

现在的我不仅变得越来越勇敢，而且还在努力变得自信。我慢慢改变了当初那个自责、内疚、消极、胆怯的自己，学会了去为自己创造更美好的生活；我不断练习去觉知自己的不良情绪，学会跟它们和平相处；我还有了两个很好的闺密，她们常常开导我、引领我，让我去感受不一样的人生体验，很感谢她们不离不弃的陪伴。

我也在努力独立起来，记得第一次去医院时，虽然有老公陪着，但当时我整个人恐慌到不行，心跳加快，两腿发抖，紧张、害怕的情绪特别强烈。吃药半个月后，复诊的时候，我鼓起勇气自己去了医院。

新冠肺炎疫情期间，为了配合疫情防控工作，第一次老公强制我去做了核酸检测。一到人特别多的地方我就特别害怕和恐慌，我只能一遍遍做着腹式呼吸让自己冷静下来，才能顺利做完核酸检测。第二次我就主动找老公陪我去了，到第三次的时候，我已经可以自己去了。最后去打新冠疫苗也是我自己去勇敢面对的。

这些虽然都是很小的事情，但是我为自己有能力一再突破自我而高兴。

虽然最近我又爆发了焦虑症，经常感到特别挫败，但是了解了它的发病原因后，我觉得没那么恐怖了，不管是焦虑也好，抑郁也罢，它们都是让我改过自新的机会。

人生总不是一帆风顺的，总要在风雨中学会成长。

现在，我每天都写日记，记录自己需要去改变或者进步的地方。思维方式也随之开始慢慢变得正向，看问题也会比较全面，而不是一味地负面、消极地看问题了。

我还在努力克服权威恐惧症。这是爷爷给我造成的心理创伤，就是恐惧领导的心理障碍。因为小时候动不动就被他大声呵斥，给我造成了很严重的心理阴影，导致我内心的小孩没有长大，就很容易紧张、害怕、心慌。

心理老师说学会勇敢是我的必修课，需要我不断去调整、改进、积累能量，最终我一定可以活出自我。未来会是多姿多彩的，我可以肆意地去发挥自己的创造价值。我真的很高兴也很期待那天能早点到来，我已经迫不及待想试试不一样的人生道路了。

我对你们有爱、有恨、有抱怨、有孝心，还有同情，我能理解你们的不容易，但我也希望你们能多关注我、鼓励我、重视我，能倾听我内心的想法。

今天是我的生日，老公为我买了蛋糕。晚上婆婆做了一大桌饭菜为我庆祝，公公还包了大红包给我。我们有说有笑，屋里灯光温暖，气氛温馨。我当初的梦想，如今成了我的日常。

我一定会好起来，我会向阳而生！

愿每个人都能被这世界温柔以待。

你们的女儿

赠言：

1. 给抑郁的小天使们的建议

（1）没有父母是不爱孩子的，有时候只是他们用错了方式。

（2）多看有能量、积极向上的书，丰富提升自己的内在。

（3）自残除了让自己变丑没有任何好处。

（4）自杀不是解脱，是愚蠢、自私自利的想法。

（5）所有负能量、负面想法其实只是我们的思维出了问题，可以通过学习纠正过来。

（6）抑郁症只是心灵感冒了，要相信自己一定能够好起来。接受自己可以带着躯体症状去生活，允许它的存在，正常人也还有抑郁情绪的时候呢！

（7）从抑郁、焦虑走出来之后，自己能够以更轻松、自在的态度来面对这个复杂多变的世界。

（8）遇到难以平复的情绪时，可以试试冥想观察情绪、转换情绪并驾驭情绪，学会和它和平相处。

（9）可以预约专业的心理咨询师，把自己觉得困惑的情绪说出来。人生很多的坎都需要自己走出来，很多情绪不能积压在身体里，要及时发泄出来。如果情绪无处发泄那么它就会通过躯体症状来发泄，从而给我们造成难以忍受的痛苦。

（10）我们每个人都是这世间独一无二的个体，都有自己独有的价值。生命是在流动的，什么都有可能发生。一次两次的挫折并不能打败我们，反而能让我们静下心来，停下脚步静思自己是哪里出现问题了，从而真正了解自己想要的是什么，欠缺的又是什么。

2.给家里有抑郁症孩子的父母们

孩子们来到这个世界的时候都是一张白纸，父母的言行举止会潜移默化地影响孩子的性格养成。希望父母们能以身作则，做好榜样，正确引导孩子；多倾听孩子的内心，了解他们的想法，感知他们的情绪；对孩子要奖罚适度，不能宠溺或太过严厉；要尊重孩子的话语权，鼓励他们勇敢地表达自己；如果父母和孩子之间出了问题一定要面对面及时沟通；不要对孩子使用语言暴力，尽量不要强迫孩子去做他不喜欢的事情，没有什么比孩子的身心健康更重要了。

如果发现自己的孩子生病了，首先不要慌，不要焦虑或者说觉得不可思议或者不接受等等。孩子出现抑郁的问题绝不是一天两天就形成的，俗话说得好：冰冻三尺非一日之寒。一般都是家庭生病了，吃药的却是孩子。冷漠压抑的家庭氛围很容易导致孩子抑郁，又或者是孩子学习压力大。父母可以多鼓励孩子：没关系，考不好尽力就行。不要给孩子太大压力。如果发现孩子成绩下滑，可以和孩子沟通，问问孩子最近有什么苦恼的事情，这次没有考好下次努力就行。要坚定地告诉他们：考不好人生还有好多条路可以选择，不用非得考前几名，没有考好爸爸妈妈一样爱你。父母要降低对孩子的期望，不要那么强势，应该放手让他走自己的路。

千万不要对孩子说："没事，你就是想太多了。"这真的很打击孩子的自尊心。你需要的是静下心来听听孩子倾诉。有爱、有温暖的家庭氛围更利于孩子的病情康复。陪孩子一起跑跑步，放下学习，带他们多接触大自然。记得一定要带孩子到正规医院看医生吃药，一定要谨遵医嘱，不能自行断药，康复之后才可以慢慢减药。在服药期间，父母对孩子尽量不要有焦虑情绪，否则会影响到孩子的情绪。对孩子一定要有足够的耐心，要相信他们是可以好起来的。

我也见识过有孩子走极端，给家庭带来极大创伤的。父母整天以泪洗面，白发人送黑发人。

如果父母爱孩子，请先好好理解孩子。我们不是脆弱，只是病了，备受心理上的煎熬，被躯体症状折磨着。那些不理解这个群体的人请不要再二次去制造伤害了，没有人希望自己生病，请理解一下吧。

每个人都应该好好珍惜自己的生命,爱自己,爱父母,爱孩子。父母可以先把自己的能量提升上来再去带动孩子。尽量不要强迫孩子去做他不愿意做的事情，要不然会很容易适得其反。孩子不爱出门就不爱出门，只要人活着就一定会找到走出抑郁的机会。自己的孩子能有什么坏心思呢？无非就是觉得自己缺爱，不被理解，那么可以让他们把脚步慢下来，放松身心。

人生的路还很长，过去自己的生活模式出错了，只要慢慢调整过来就行。

撰文：小芬

医生说：

2016 年 2 月 14 日，国务院印发《关于加强农村留守儿童关爱保护工作的意见》，意见明确提出加强农村留守儿童关爱保护工作，维护未成年人合法权益，是各级政府的重要职责，也是家庭和全社会的共同责任。

留守儿童问题是目前社会转型中的一个痛点。随着社会的快速发展，越来越多的农村青壮年劳动力流入城市，农村留下大量留守儿童。目前对于留守儿童的具体定义为：父母双方外出务工或一方外出务工另一方无监护能力、不满 16 周岁的未成年人。

《农村留守儿童生存现状调查报告》数据显示：农村留守儿童占农村儿童的比例为 17.21% 。农村留守儿童大部分为半留守状态，占 56.64% 。同祖父母一起居住的比例最高达 33.53%。其中还有五分之一强的农村留守儿童没有跟成年人一起居住，处于监护缺失的状态。

被迫留守的孩子正处在成长发育的关键时期，由于情感缺失，心理健康方面很容易出现问题，又因为得不到及时疏导，他们大多会表现为内心封闭、情感冷漠、自卑懦弱、行为孤僻、性格内向，缺乏交流的主动性。这样的性格在学校很容易被同学孤立和霸凌，又因为他们对于自我价值认知存在很大问题，一般都会选择沉默应对，不懂得去反抗，更不愿意去向大人求助。

成长过程中缺少父母情感上的关心和呵护，留守儿童相对来说更容易走向两个极端：有的孩子会有超出同龄人的成熟，变得异常坚强勇敢；而有的孩子会产生自我认知和价值上的偏离，导致性格、心理发展异常。后者极易产生心理失衡、道德失范、行为失控甚至犯罪的倾向。性格孤僻、脆弱已经成为留守儿童整个群体最大的心理问题。

家庭环境的不稳定会导致留守儿童普遍缺乏安全感和归属感，父母在留守儿童的教育上应注意以下几点：

（1）搭建亲子沟通的桥梁，如定期跟孩子视频聊天或打电话，让孩子感觉家长就在身边。多引导孩子分享自己的日常生活，倾听他们的想法和困惑。收到孩子的求助，一定要想办法帮孩子解决问题。这样不仅会让孩子觉得自己有坚强后盾，还能增强孩子对家长的信任。

（2）加强跟孩子监护人之间的沟通，把对孩子的教育落到实处。要求监护人多鼓励孩子，有助于给孩子树立自信心。

（3）教给孩子调节情绪的方法，培养留守儿童情绪调控的能力。

（4）鼓励孩子多去交朋友，教给孩子与人相处的方法。让孩子感受到关爱和重视，他们自然会学会如何爱人和跟他人相处。

“隔代教育”问题在“留守儿童”群体中最为突出，父母监护教育角色的缺失，会对留守儿童的全面健康成长造成不良影响。祖辈监护人因为文化素质低且年事已高，很难担负起辅导和监督孩子学习的责任，而农村整体的办学条件、师资力量、教学理念相对来说都比较落后，对于留守儿童很难提供特殊有效的教育和关爱。

这封信的作者对于父母有着很强烈的亲情渴望，但是一直没有得到满足。

爷爷和母亲日常生活中对她的斥责和恶言相向，造成了她自卑、不爱说话，不敢交朋友、畏惧权威等种种性格问题。负面情绪日积月累，无法疏通，造成她后来初中辍学并患上抑郁症。

作者人生的转折点是遇到了一个好老公，新的家庭用热烈的关爱和包容弥补了她在原生家庭的情感缺失，老公和公婆对她的重视和鼓励将她从黑暗中一点点拉了出来。

第十章
初二那年，母亲和我开始被家暴

2020 年全年媒体公开报道的性侵儿童（18 岁以下）案例 332 起，受害人数 845 人，年龄最小的受害人为 1 岁，遭遇性侵人数中女童占九成，小学和初中学龄段儿童受侵害比例高，城市儿童被性侵案例曝光占比较高，熟人作案超七成，家庭成员性侵案曝光量大幅上升……

所有侵害类型中，性侵害带给人的伤害是最严重的。尤其是对三观还未形成的未成年人来说，幼年时遭受性侵害，会让他们一生饱受摧残。

【患者档案】

姓名： 小金　　**编号：** 010

病状：

中度抑郁

失眠，情绪失控，紧张焦虑，思想极端，有自杀倾向。

家庭情况：

生父反复出轨，母亲离异后再婚。

继父脾气暴躁，要求严格，爱面子，家暴，性骚扰。

01
对我动手动脚的继父是个家暴狂

2011 年母亲再婚，继父是个韩国人，我被接到国外生活。环境陌生，语言不通，那时候我和妈妈唯一的依靠就是继父。他在外面总是很和蔼，和所有人都能谈笑风生，对我和妈妈也照顾有加。但在家里的时候，他却总是板着脸，生起气来原本细长的眼会瞪得很圆。

刚来到异国他乡，12 岁的我每天被迫在家学习语言，没有手机、电脑，联系不了国内任何亲戚同学。因为语言不通，也没交到新朋友，除了家唯一的去处就是附近的小公园。

我学完语言后终于去上学了。

之后我渐渐发现继父很在意我的成绩，每次考完试只要成绩不理想他总会关上门和妈妈大吵一架。

初二那年，我从年级第三掉到了十一名，他第一次当着我的面和妈妈吵了起来。他先是恶狠狠地抢走了我的手机砸在地上，手机被摔得稀碎。接着他又捡起来将手机掰成两半丢到了垃圾桶里，最后又抢来妈妈的手机重复同样的行为。

之后他把我和妈妈喊到了屋里，开始对我们动手。我当时吓傻了。如今已经想不起来具体过程了，只记得满地的头发，妈妈身上被撕坏的衣服，红肿的脸颊，嘴里流出来的血，肿得比萝卜还粗的手臂以及继父手中的棍子。

奶奶住在我们旁边一户，听到了动静喊来了姑姑。两个人在外面一直敲门，让他把我放出来，说孩子还小。他站起来拽着我走向门口，门打开的瞬间我看到妈妈疯了一样从屋里跑出来。她眼睛盯着门，喊着“救救我”，但还是被继父狠狠地踹倒了。之后他把我推出门外又锁上了门。

我一直在门外哭。我哭着求姑姑和奶奶把妈妈带出来，她们只是无能为力地捂上我的耳朵。我又求她们报警，她们还是没帮我。最后我拍着门要进去，我第一次感到这么害怕，我怕我再也见不到妈妈了。

我不知道在外面哭了多久后，门终于开了。我看着妈妈靠在门上瘫坐着，一动不动。我轻轻摸了下她，喊了声“妈”，她只说了句“疼，别碰我”。

那之后，家暴的次数越来越多。不仅如此，随着身体渐渐发育，继父开始对我动手动脚。

晚上他会趁着我睡觉时进到我的房间，假装给我盖被子然后摸我。他还不让我锁门，理直气壮地说，只有在家里做见不得人的事情才会锁门。我开始一宿一宿地睡不着觉，生怕自己睡着后会发生一些不可挽回的事情。每到晚上，我都假装睡着，把自己缩成一团，幻想着这样他就摸不到我了。

家里厕所的门从我刚来的时候锁就坏了，他也从来不找人修理。我洗澡的时候，他就总是找各种借口进来，尤其是妈妈不在家的时候。我不敢洗澡，不敢回家，总是在公园坐着发呆，等到天黑了才回去。

初二下学期，我得了神经性胃炎、神经性肠炎、失眠症还有抑郁症。起初是肠胃不好，总是感到胃疼，且总会闹肚子。直到严重影响日常生活后，我才决定去医院检查。医生先给我开了一些药，然后说过几日做胃镜肠镜检查。

检查那天妈妈上班，继父带着我去了医院。医生建议采取无痛检查，而继父跟医生说“不用了，也不疼，直接做就好”，为的是省下那几百块的差价。当时我躺在检查台上，看着医生护士在那儿忙来忙去。与继父讲的相反，内窥镜检查的管子一点也不纤细，在清醒的状态下检查简直太痛苦了。检查结果出来后，医生给我和继父看了照片。我看不懂，只见医生指来指去，告诉我们说这些都是炎症。

医生说炎症通常只出现在局部位置，疼起来也是有炎症的那一部分感到疼痛。而我是神经性的，整个肠胃都有着严重的炎症，所以疼起来会不知道具体疼痛的地方。导致神经性胃炎的原因是精神压力过大，医生很严肃地问我：“校园生活不顺利吗？为什么这个年龄会有这么严重的炎症？”他显然误会了，以为我正在遭受校园暴力，其实我时刻都在担心继父的侵犯，但是他就在我身后，我只得含糊地说了句：“不是，学习压力大。”

继父听到后很生气，大喊大叫：“才初中生，小屁孩一个，能有什么压力？不用查了，回家。”说完拽着我就走了。

之所以后来又查出失眠症和抑郁症，是我妈听我说完医生的话后，偷偷请假带我去的医院。她带我去了精神科。我做了常规检查、心理测定以及一段时间的临床诊断后，医生告诉妈妈我得了失眠症以及中度抑郁症。

我并不愿意接受这个事实，什么话也不愿意讲。从医院走出来后，妈妈提着医生开的药追来，我把药放到书包里去了学校。半路上，我把药扔在地铁站的垃圾桶里，我觉得自己并不需要。

但始料不及的是，我整个人开始变得不正常。上课的时候，同桌突然问我：“你怎么哭了？”我拿手摸了摸脸才发现自己居然在哭。随着这种事情发生的次数越来越多，我开始想自己为什么活在这个世界上，这么累地活着是为了什么。

我分不清身边人的好坏，和同学们也有些格格不入。同学朋友对我的关心，只会让我觉得恐惧。我没法像同龄人一样去笑去闹，总是装着很多心事，但是我还是喜欢上学，因为不用看到继父。每次过了午休，我都会越来越紧张，因为离回家的时间越来越近。

在这种情况下，我遇到一个跟我特别合拍的朋友，也就是我的同桌。她是我来韩国后的第一个朋友。与我不同的是，她的成长环境非常好，家庭和睦，每周末一家三口都会去附近的城市旅游。可是她也不愿意和同学们打交道，性格非常内向。有一次同班半年的同学惊讶于她会讲话，说自己一直误会她不能说话。

但很奇妙的是，她和我在一起的时候性格就会特别开朗，总有说不完的话。上学那几年，她家成了我放学后的避风港，我每天放学后会和她一起回家。

有时会睡一觉再回家，有时会和她一起做些东西吃，有时我们不讲话各自玩着手机。在外面她总是更依赖我，因为她不爱和陌生人讲话，而在家的时候就会反过来。

她知道我家里发生的事情，从不主动打探，知道后也没有流露出怜悯的眼神。

即使如此，我还是找不到活下去的动力。大家总说好死不如赖活着，可是我觉得为什么要这么痛苦的地活呢？我想过自杀，可是每次我都会想起妈妈，失去我她一定会非常难受。

02
也许离开继父
我们就能好好生活

我是妈妈的第三胎，却是家里的独女。第一胎是个女儿，快要出生的时候，亲爸却不在家，姥姥发现后送去医院的时候已经太晚了，孩子没能保住。

后来我妈才知道那时候亲爸和别的女人在一起。妈妈耳根子软，选择了原谅。可是第二胎的时候，他又出轨了。妈妈一气之下打掉了孩子，可最后还是被他哄好了。直到后来怀了我，亲爸还是一切如常。妈妈已经舍不得再打掉自己的孩子了，于是选择了离婚，自己把我生了下来。

我很佩服妈妈，同样身为女人，换作是我，恐怕会比她过得更糟。怀着对前两胎孩子的歉意，她生下了我。如果我就这么丢下她，那太不孝顺了。

随后我想，如果是继父死了，我和妈妈是不是能过得好一些？夜里和凌晨，我都会在房间失声大哭，边哭边用拳头使劲捶胸口，我闷得喘不上气来。

我跟闺密讲了心里的想法，她不了解全部的事情，但是听完后很严肃地和我说："我知道你肯定很累，很难受。但是如果你真的一定要这么做，那你跑吧。你跑得远一些，越远越好。"

听了她的话，我哭得一塌糊涂。我那么多年的委屈，终于有人能体谅了。她的话给了我很大的鼓励，不是鼓励我去做什么，而是告诉我她理解我，她知道我的累。

我当时太需要一个人无条件地站在身边，肯定我的选择。这么多年过去了，每每想起这件事情，我还是非常感激她。

我记得很清楚，那是下午第一节课——美术课，我在教室里哭出声音。我觉得自己太没用了，我什么都不敢，我和妈妈没办法自由。我哭了很久，大家不知道我为什么哭，可是没有人打扰我。

哭完后，我意识到了自己病态的心理。有一天，我翘课自己跑去医院，没告诉任何人。我一坐下，和主治医师讲的第一句话就是“我有病”“我心理不正常”，语气非常平淡。随后，我自言自语般把那些我觉得恐惧又耻辱的事情讲了出来。意外的是，医生没给我任何安慰，只是很理性地告诉我接下来的思路以及我该怎么去解决这个事情。

医生开的药，我还是丢掉了，我害怕会产生依赖，我知道面对抑郁症、克服抑郁症会很难，而我为了保护妈妈，一定要去这么做，但是并不是靠药物。

主治医师说过的很多话我都不记得了，唯独有一句，我到现在都受用：“如果你觉得生活太糟糕了，简直没法更糟了，那就只剩下好事等着你了，因为没办法比现在更差了。”医生还给过我很多建议，我尝试去女性保护中心咨询，也去过警察局求助，可是这些并不让我放心，因为一旦失败我和妈妈很可能会被活活打死。

我又开始了新的计划——想办法带妈妈逃离这个家。但是她不敢逃跑，她害怕被抓到，也害怕会耽误我的学业。

她总是说：“我什么都没能帮你，怎么能拖你后腿，逃跑的话我们东躲西藏你还怎么上学？”她还总露出担心的眼神看着远处和我说：“他如果抓到我们怎么办？那会比现在还要惨，况且他不是说了吗，如果抓不到我们就会去找你姥，他什么事情干不出来啊，妈不敢。”我的计划就这么暂时搁置了。

班里新转来个女生，也是中国人，是朝鲜族，家里人都会韩语，但是她不会韩语。吃午饭的时候，我坐在最角落，她挨着我。吃着吃着她拿出手机打开短信并和我说：“能不能帮我翻译一下，我爸给我发了短信，但是我看不懂。”

我知道她爸来韩国很多年了，应该是和我妈一样已经把中文忘得差不多了。

我拿来手机边看边念：“秀妍，是爸爸。爸爸妈妈对不起你，不能给你一个完整的家庭，听说你来韩国了，所以尝试联系你。爸爸在这里已经结婚了，你周末可以过来一起吃顿饭吗？你的零花钱够不够花？要是不够偷偷和爸爸讲，爸爸给你。”短短的几句话，我念完后将手机还给她，开始埋头吃饭，吃着吃着眼泪就掉了下来，一滴一滴落在饭里。

接下来很长一段时间，我总会和妈妈争吵，我总会跟她大喊大叫，质问她：“你为什么要和他结婚？为什么要跟他在一起？”“如果不是你，我就不会出生在这种家庭！”我告诉了她这么些年继父经常对我动手动脚的事情，且非常埋怨她的懦弱。“你都不能保护好我，我自己一个人忍了这么久，如果你稍微多给我些关心，就能发现这些事情。”可是她却总是不给我任何回应，只是低着头不讲话。

我一度以为这辈子就这样不会有所改变了，慢慢地放弃了逃跑的想法，久违地去了医院，我对主治医生讲：“我认了，人都有各自的命，我的命就这样，没办法只能忍了。”

她问我：“你为什么不去争取一下呢？”我既生气又委屈：“我

要怎么办？我该怎么办？那是我妈，我亲妈，我怎么能丢下她？”医生和我说：“你的人生，不该因为任何人的错误而毁掉。”

我听懂了她的话，于是我尝试着去做一些事，能让妈妈对逃跑少一些顾虑。到了高二，我辍学上了班，做销售，很累，心理压力大，家里的事情、工作的事情堆在一起，我每天会提前从家出来，到网吧找个角落哭一小时再去上班。

工作稳定后，我给了妈妈最后的考虑时间：“我已经不上学了，你不需要担心影响我的学业。我给你最后两个月的时间，你如果不跟我走，我自己也会跑，但是不会再联系你了；如果你跟我走，我们重新开始新的生活。”

妈妈最终同意了，我们偷偷地把一些需要的东西一点点搬出去，又悄悄地去看房，之后我们提前辞了职，领了工资和退职金。2018 年 8 月，趁着继父不在家，我和妈妈急忙又收拾了些东西，顺利从家里跑了出来。妈妈不敢留在这里，想和我一起去别的城市，但我拒绝了她。我为了工作自己一个人留在了首尔，心里的恐惧不少于妈妈，但是我没告诉她。

我的失眠症更严重了，因为担心会被继父抓到。他后来去警察局报案了，理由是妈妈多年来盗取他的钱以及我的抚养费，警察局介入调查，因为证据不足给否决了。妈妈知道后特别生气、难过，她没想到继父会这样做。其实这些年来在我身上花的钱除了学费基本没有其他的，反倒是妈妈经常给他掏钱，他欠的钱也是妈妈帮忙还的，姥姥和大姨小姨也帮了我们很多。

03
妈妈离婚成功
我们终于摆脱继父的阴影

2019 年妈妈回到了首尔，我们通过亲戚的介绍，找到了一位有名的律师，决定打官司离婚。这几年来每次家暴后继父都不让我们出门，自己也不工作，就在家里盯着我们，我们没有任何证据，我们以为会比较棘手，但是律师说官司很简单，有打赢的把握。我下班后熬夜写了六七张证词，要去详细地回顾所有的事情，整理出来对我来说很痛苦。

收集了我的证词及妈妈家亲戚的证明，两场官司打了半年，均由律师代替出庭。我们不要任何东西，只想和他断绝关系，最后官司胜诉，离婚成功，我和妈妈终于自由了！

我开始边工作边学习，取得了高中毕业证之后，又开始学一些感兴趣的东西。妈妈后来听到些继父的事情，虽然她嘴上不说，我却能看出她的心酸。继父结婚了，是三婚，对方是个比妈妈年纪还小的外国人，语言也不通。我知道妈妈在心酸自己为了那个家付出了这么多，对方却随时可以换一个人陪伴。而我能做的就是陪着她喝酒，消解她的烦恼。

慢慢地她也找到了自己生活的方向，她在韩国是婚姻签证，有效期只有两年，她需要考资格证然后换成半永住权。妈妈先是考下了料理资格证，为了练习，她总是会按照韩餐的要求在家做很多吃的，做完基本都要我来吃掉，韩餐甜甜的，我不爱吃，但是每次看着她满脸笑容，开心地问我“好吃吗”时，我又觉得好像不那么难吃了。签证的问题解决后，妈妈又因为感兴趣，考下了咖啡师资格证。现在妈妈平时努力上班，休息天要么和朋友一起吃个饭喝个咖啡，要么和我逛逛街，做点东西吃。晚上我和妈妈还经常一起去运动，日子过得非常充实。

日子一直过得很平淡，直到有一天，听妈妈说远亲家我的一个表妹和表姨起诉了表妹的继父，理由是多年来的性侵。表妹只比我小几个月，表姨是开饭店的，总是不在家，家里只有表妹和她继父，从上学起就有过性侵的行为，并持续了多年。

我理解表妹为什么没有一开始就讲出来，也许很多人会觉得她这种人是不是傻，报警不是可以解决吗？但是我经历了所以我知道，在那么小的年龄，根本没办法说出口，不是自己的错却觉得自己不干净，觉得是件丢人的事情，所以身边亲近的人应该教育孩子这是不对的，应该很确定地告诉她们，这种行为是错的，是对方的错，大人越是极力告诉孩子，孩子就会在遭遇的时候去向他们求助。显然我和妹妹都没有这方面的意识，表姨因为工作忙没有给予她太多关心及教育，妈妈则是因为自顾不暇已经顾不得我。

妈妈听完表妹的事情后很感慨，我却是一半玩笑一半认真地说："如果当年我没那么保护自己，我也会这样的，只差最后一步来着。"妈妈又一次低着头不讲话，但是这次我突然读懂了她的表情。这么多年，我的埋怨、我的委屈她不是不想回应，而是她觉得身为母亲没能保护好我，她觉得愧对于我，所以什么也说不出口，也不敢和我对视。这次我对妈妈的心结是真的解开了。

我和妈妈的关系终于从这个时候才真正变得亲近。有一天我们一起运动，我对她说："你不要觉得离婚两次就是失败，错又不在你。我现在也长大了，也工作好几年了，不要担心我，也不要再被我牵制住，以后为了你自己活。如果以后有人对你好，你也喜欢，那就接受，你知道我一直介意的不是你再婚，无论什么时候，我都可以接受的。”妈妈笑了笑，然后说：“我想开了，以前一直觉得离婚丢人，抬不起头，但就像你说的，错不在我。现在生活挺好的，我想多陪你几年，不过以后如果有人很喜欢我对我很好，我也会考虑的。”

就这样，我和妈妈摆脱了这么多年的阴影，彻底缓和了关系。她没了别人的陪伴，变得更像孩子了，会很依赖我，我很庆幸在她还健康年轻的时候，能陪她过得这么快乐，我因为多年的抑郁症，不太擅长表达，但是慢慢地也开始会对妈妈说一些“谢谢”“辛苦了”这类的话。

我的抑郁症好没好？没有。

我不知道是否真的存在完全医治好的人，但是我并没有完全恢复。我还是会厌世、情绪低落甚至不明白活着的意义。工作不顺或是跟同事争吵起来的时候，我第一反应还是躲起来大哭，只是哭完了冷静下来后会主动去解开误会。夜里还是会突然难过，又迷茫又觉得压力大，情绪大起大落，睡不着觉。

但是我没再去过医院了，这几年也一直没有吃药，靠着自己的意志和医生的帮助，虽然还是对未来没有一个确定的目标，但是大致方向是有了。

每次病情复发我都会想尽办法去调节自己的情绪，反复地在心里念着：那么难的日子都熬过去了，这算什么呢？

想想以前的生活，以后的日子都是越努力越顺心的。

撰文：小金

医生说：

《2020年性侵儿童案例统计及儿童防性侵教育调查报告》数据显示，332起性侵儿童案例中，近六成为施害人多次作案，有的是对同一儿童多次性侵，有的则对多名儿童实施多次性侵，作案的时间可能持续2至3年甚至更久。

“女童保护”全国两会代表委员座谈会上，多位代表委员建议将儿童防性侵教育纳入必修课。

随着社会的发展，再婚家庭中性侵未成年继子女的案件日益成为性侵案件中突出的一类。尤其是在经济困顿，家庭关系恶劣的重组家庭中，家长深陷泥潭自顾不暇，根本顾及不到孩子，最终导致再婚的配偶得以长期施暴，给孩子造成一生难以愈合的伤痕。就像本文作者的母亲，重组家庭后，整日活在丈夫家暴的阴影下，连自己的人身安全都无法保证，根本顾及不到女儿的处境。

在针对未成年人性侵的案例中，家庭成员作案更具隐蔽性，后续治理和相关工作难度也更大。多起发生在家庭中的性侵害案例表明，考虑到亲情、伦理、生活保障等因素，受害者及其亲属往往不敢声张，不敢报警维权。就像作者的母亲，后期就算知道了女儿一直被继父猥亵，也只是采取回避态度，不愿意面对和承认残酷的事实。

未成年人被性侵，同时还伴随被施暴者威胁、恐吓，无法求助，导致自我安全感被剥夺。这些对成年人来说都很难承受，更何况是思想认知和身体发育还不健全的未成年人。他们很可能会进行自我攻击、自我贬低等行为。

儿童期受到性侵害可能会使受害者长期内面临更高的抑郁风险，同时有更明显的自杀倾向。许多有童年遭受性侵害经历的成人还常将与性侵害有关的痛苦内化（如焦虑、抑郁等）或外化（产生行为和人际关系等问题）。男性常以外化痛苦的方式应付性侵害，如愤怒、攻击他人等；女性则多用内化痛苦的方式应付性侵害，如抑郁、自杀等。本文作者即是自己的痛苦内化成为抑郁症。

儿童性侵害在短期和长期内都会给受害者带来负面影响，给受害者的家庭和整个社会带来不良后果 ，引起社会关系和社会秩序的改变，预防儿童性侵害刻不容缓。

1. 如何预防孩子遭受性侵？

家长和老师都要承担起对孩子的性教育工作。

（1）教孩子认识隐私部位，并且能明确说出生殖器的名称。

（2）教导孩子认识身体接触，明确认识哪些是不能触碰的身体禁区，自己和他人都不能接触。

（3）教导孩子学会拒绝。一旦有人企图打破孩子的身体禁区边界，孩子一定要学会说不，并且想办法尽快离开，找信任的大人求助或报警。

（4）正确引导孩子认识性侵者，不要用刻板印象来误导孩子。任何人都有可能是性侵犯。

2. 孩子遭受性侵后怎么办？

关注和发现：

（1）家长和老师都要密切关注孩子的日常状态，一旦孩子出现一些异常表现，要即刻引起重视。比如孩子突然开始持续性做噩梦，经常出现攻击性情绪和行为，对某些人和地方变得非常抵触。

（2）如果发现孩子的生殖器官有受伤、出血或感染等现象，一定要及时就医，如果是女孩，要检查处女膜是否出现破裂。

（3）孩子出现模仿性行为的动作，很有可能是有人给他们看了成人电影，这也属于对未成年人的性侵。

治疗和护理：

（1）家长和老师一旦发现孩子被性侵了，首先要消除孩子的恐惧心理，给孩子足够的信任和安全感，然后要报警且第一时间带孩子就医，先保证孩子身体上的伤害得到及时的治疗。

（2）家长一定带孩子看心理医生，生理上的伤痛看得见，会随着时间愈合，但是心理上的伤害如果不及时、妥善治疗，将会是孩子一生的灾难。

（3）孩子重返学校和社会后，很容易因为周围人的态度和观念遭受二次伤害。家长和老师都要对孩子遭受性侵的事件树立正确积极的观念，家长要坚定地告诉孩子“不是你的错”。老师也要尽可能给其他学生树立正确的观念和态度，引导周围的人用更多的关爱和温暖去治愈孩子内心的阴影，让孩子感受到正向的支持和鼓励。

愿每个孩子都能在阳光下健康成长。

第十一章
想靠婚姻逃离原生家庭，却陷入新困境

“我们每个人都是自己家庭的复制品。”原生家庭会影响个体与他人的相处模式、自我控制能力、择偶标准和婚姻等。每个人都会受原生家庭的影响，有的人会进行模式复制，有的人可以幸运地用爱情、友情等进行疗愈。

【患者档案】

姓名： 小妤　　**编号：** 011

病状：

中度抑郁加焦虑

注意力分散，情绪失控，情感麻木，焦虑失眠，厌食，思维迟缓，欲望低下。

家庭情况：

父母早年下海经商，忙于做生意，且常年在外。

被寄养在父母的朋友家，被虐待。

在奶奶家过了十年稳定生活，父母回来后被迫和奶奶分开。

01
我的抑郁症在爸妈回家当晚爆发

爸妈从广东回到老家当天晚上，我的抑郁症爆发了。那一年我16岁，我后来的一切努力都是为了能够远离他们。

我的整个童年可以算作爸妈的奋斗发家史。他们是当时村子里一对儿不服输的年轻夫妻，从摆地摊开始，每天早出晚归，顺利搭上了改革开放的末班车。

刚结婚的那会儿，他们穷得过年连一顿有肉的饺子都吃不起。几年后的某天，爸妈拎了一麻袋钱回来，有几毛几毛的，也有几分几分的。他们数了整整一夜，这是他们赚到的人生第一桶金。

而紧随财富而来的，是我童年生活中的父母缺位和情感缺失。

我有记忆以来，就没怎么和他们一起生活，大部分时间都被寄养在亲戚家，每个月用一袋面和一桶油作为托育我的费用。一般隔十天半个月他们会来看我一次，这种情况持续了很久。直到有一天亲戚家的邻居在路上遇到我爸妈，跟他们说我在亲戚家经常被打，天气冷的时候连衣服都没得穿，肚子饿得一直哭……

知道这些事情后，他们把我接了回来，我以为我的好日子要来了。然而已经坐上财富直通车的生意人，哪会把时间和精力放在孩子身上。他们像不尽责的主人对待自己的宠物一样对待我，高兴了给我买东西，不高兴了就希望我离他们远远的，不要耽误他们赚钱。

我跟着他们吃住在店里，几乎没有按时吃过饭，总是有什么吃什么。有一次我真的太饿了，去找妈妈要吃的。正在忙碌的她，凶了我一顿，我不敢再说话，只能找个她看不到的角落待着，省得再被她数落一顿。后来，为了不耽搁他们赚钱，我被送去了托儿所，幸运的是我在这里开始过上作息规律的生活。

到了6岁，我被送到了奶奶家，结束了颠沛流离的状态，开始了长达十年的稳定生活。奶奶是很温柔的人，她照顾我的生活起居，满足我的大多数需求，并且会哄着我，照顾我的小心思。有了奶奶的疼爱，之前爸妈对我的忽视很快就被我抛之脑后。那些年跟奶奶在一起的经历，直到现在都治愈着我。

三年级的时候，爸妈打算去广东闯一闯，因为老家的钱已经没那么好赚了，而广东是遍地生金的地方。之后的七八年，他们固定每年回一次家，一年到头也不会打电话回来，我妈过年回到家有时候还会打我。我们之间一直都没有母女的那种熟络感情和亲密感。

直到我16岁，有一天奶奶突然跟我说，我爸妈要回来和我一起生活了。这就意味着我不能再和她一起住了。当时的我根本不知道这意味着什么，所以也没有反抗，选择了沉默。

距离上次我们作为一家人一起生活已经过去了很久。我不再是那个半人高、流着鼻涕不爱说话的小姑娘了，对父母的期待也和那时候完全不一样。过去可能吃饱穿暖对我不打不骂我就会觉得幸福。但16岁的我，更想和奶奶一起生活，想要更多的被理解、被关爱、被尊重。可我根本无权选择。

爸妈在广东那几年确实赚了些钱，在他们回来之前，我和爷爷奶奶一直住在他们买的房子里。我上寄宿高中后的某个周末，突然发现爷爷奶奶的东西都搬走了，一切都发生得无声无息。

他们回来那晚我躲在自己的房间一直不出去，后来我爸来敲门，说要和我谈谈。内容无外乎都是：这些年他们为我付出了很多，以后大家就一起生活了，让我听他们的话。还说我一直都不太配合，让他们很伤心。我妈在旁边不断指责我没有感情，很冷血，埋怨我对她没有其他女儿对妈妈的热络感，不懂在她怀里撒娇。

我被彻底激怒了，他们就只知道钱钱钱，好像有钱就是一切。于是我跟他们大吵一架，然后夺门而出，跑去了奶奶家。

如果事情到此为止，也许对我的打击不会那么大。到了奶奶家门口，她没让我进去，只是把门打开一条缝，探出头对我说："现在爸爸妈妈回来了，你也该和他们一起生活了，总是和奶奶一起生活，会被人说闲话的。"

我当时整个人愣在原地，不知所措，等我回过神来的时候，才觉察到自己已经走到了大马路上。我浑浑噩噩一路哭着又回到了爸妈家。那一夜让我意识到：世界这么大，没有我的容身之处。

那一夜的经历深深地刻在我心里，无法忘怀。之后的几年，我经常会满脸泪水地从睡梦中惊醒，梦中我被困在那条清冷的马路上，脑中一直循环着那句话：会被人说闲话的。

从小我就不是那种讨人喜欢的小孩，经常被大人评价孤僻、不合群、不爱讲话。父母不在的日子里，我经历了很多事情：被同龄人嘲笑是没爸没妈的孩子，甚至被性侵。但是这些事情给我带来的伤害远远没有那一晚深刻。

那一晚之后，一切都变得不一样了。

02
他们只是假装爱了我一下

回到学校后，我开始很难集中注意力，老师讲的内容听不进去，试卷也做不下去。晚上根本睡不着，躺在床上一直哭到天亮。每当我闭上眼睛脑海中就会出现爸妈的声音，说我是一个不会和父母亲近的人。还有奶奶的声音，说怕被人说闲话。

我总是想：为什么我没有一个真正的家？为什么别人都有，就我没有？为什么？

不知不觉，我在学校已经很久没有说过话了，没有情绪起伏，不想笑，也不想吃饭。

最后老师发现我不对劲，叫来我爸妈告知了我的情况。他们把我带回家后，商量来商量去最后竟然决定带我去看半仙。以我爸妈有限的认知，对我的判断就是“被鬼上身了”。我非常抵触，我说我要去看心理医生，但是他们对心理医生的抵触就跟我对半仙的抵触差不多。他们还不断安慰我其实没病，不要自己吓自己。我们在车里吵了起来，他们才答应我如果看半仙不行再去看心理医生。

那个半仙人很好，她说我很敏感，可能得的是神经官能症——农村人把这个叫作癔症。她叫我爸妈尽快带我去医院看看。自己信服的半仙都发话了，他们立刻带我去了三甲医院的心理咨询门诊。医生和我简单聊过之后告诉他们，如果想要治疗效果好，需要家庭治疗，也就是我爸妈也得参与其中一起接受治疗。我爸听后非常愤怒，直接在医院大发雷霆，告诉医生：“我才没病，我们家就她一个神经病！要治就治她。”我妈倒是比较委婉地说，他们一致认为我的问题比较严重，还是先给我看吧。

第一次做心理咨询，大部分时间都是我在哭。那些负面的、糟糕的情绪在我心里压抑了太久，这是我第一次碰到愿意倾听我、理解我、让我没有任何相处压力的人。我痛痛快快地释放了一把，医生确诊我是中度焦虑加抑郁，焦虑稍严重些，后面给我开了药，让我每周去做一次心理咨询。

药物对我很有效，心理咨询也非常有效。我之前的症状是害怕天黑，太阳一下山就恐惧，然后会止不住地哭，也睡不着觉。服了药之后晚上慢慢睡得着了。而且每次做完心理咨询回来我都会轻松很多，脸上也逐渐开始有了情绪。

稳定的咨询和服药让我的病情有了好转，我的食欲开始增长，睡眠也好了起来，心理咨询也从一周一次改成了两周一次。就在我觉得一切都在慢慢变好的时候，我妈跟我说：“你已经长大了，去医院的路也不复杂，我的事情很多，以后还是你自己去吧。”

那时我才意识到，原来一切都没有改变，只是大人们更善于伪装罢了。因为我病了，他们不再提及对我的期待和要求。现在我的病看起来好了，看起来不像病人了，他们就可以回到自己原本的生活轨迹中去了。

我只是短暂地被他们假装爱了一下而已，什么都没有改变，什么都不会改变。

那天的咨询效果很差。我和心理医生说了这件事，并且久久难以消化。医生建议我把自己内心的想法都写下来，对缓解情绪会有帮助。这个方法我现在还在用，确实很有帮助。又咨询了几次之后，等到状态好转，我就回学校上课了。

那个时候已经到了高二，学业很紧张，我不想落下功课。

远离让我抑郁的人加上药物控制和紧张的学习生活，这些都很好地转移了我的注意力，我的情况一直在变好，但我还是很畏惧和父母相处。某天我要去做咨询之前，我妈突然问我："你现在看起来没什么病，每次咨询都要花不少钱，能不能以后不去了？"

当时我的内心深处很想拒绝，想大骂她一通，甚至想狠狠地打她一顿——就像她小时候打我一样。可是我不敢。我不知道怎么说不，我怕我说了之后她会马上翻脸跟我哭诉："你知道我赚钱多不容易吗？"然后开始指责我不懂事，上学都不知道上些什么，养我花了不少钱，还不如不送我去读书，隔壁家的谁谁谁都可以帮着家里做生意什么的。

我选择了沉默。她看我没说话，就觉得我默认了。这是我这次发病后最后一次做心理咨询。

那天我恳求医生能不能给我一个电话，如果我以后有需求可以给她打电话，哪怕听听她的声音也好。虽然这不合规范，但她还是给了。后来我偶尔给她打过几次，因为她也要工作，所以不是每次都能打通。我记得最后一次给她打电话，是在一天晚自习下课后。我突然被负面情绪吞噬，在宿舍里哭得不能自已，电话拨通后传来她明显睡到一半刚被吵醒的迷糊声音，那一刻我觉得非常抱歉，我打扰到了这几年来唯一懂我、倾听我的人。她一直在跟我说没事，强行打起精神来和我说话，我聊了几句之后因为内心太过愧疚就草草挂了电话。

这是我第一次意识到，原来抑郁会伤害别人而不自知。在这之后的很多年，我接触过很多抑郁症患者，他们通通都有这样的问题，无一例外。这也是我下定决心一定要治好抑郁症的原动力，我不想成为那个伤害别人而不自知的人，尤其是伤害对我来说很重要的人，这比没有家让我更痛苦。

在那之后，我强迫自己投入到学习和学校的生活中去。我住的寄宿学校半个月放一次假，所以我待在家里的时间很少。尤其是到高三的时候，我爸妈也开始懂得关照我的情绪，不再逼我“母慈子孝”，哪怕我一回家就把自己关在屋子里，他们也不责怪。

相处半年后，我也摸清了他们发脾气的规律：赚钱了怎么都行，哪怕我做错了也是对的，没赚钱就随便发脾气，我做得对的也是错的。每天他们回家我光看脸色就知道今天他俩赚没赚钱。我鄙视他们的所作所为，不耻他们的行为，我甚至觉得这个世界上任何一个家庭，只要是他们做父母，肯定都不会好到哪里去。

03
远离原生家庭后
妈妈试图再次控制我

第一年高考，我因为生病和其他很多因素的影响没能考上大学。于是我接着复读了，复读的日子非常辛苦，但是我已经想好了出路——我要考到离家很远的地方，永远都不要再回来了。

后来我如愿考到厦门，但是却因为生活费的问题，我的抑郁症复发了。

上大学前，我和他们约定：一个月给我打一次生活费，一次1500元，每个月中旬打。可我妈每次都故意不按约定来，逼我打电话催她，然后她就开始顺理成章地指责我不攒钱，继续说她赚钱有多么不容易。这就导致了我每次在约定日期的前几天就开始焦虑，睡不着觉。一切又回到了之前的状态：天一黑就开始哭，茶饭不思，反应越来越慢，越靠近那个日子就越严重。每次给她打完电话后，我都会痛哭一场。

我不明白，为什么我都放弃拥有正常的家庭和亲子关系了，还要受这样的折磨。于是我主动去了学校的心理咨询室，重新开始规律地做心理咨询。咨询室的老师是科班毕业，非常专业，也很温柔。这一次的情况没有之前严重，所以我只做咨询不服药，情况很快得到了控制。后期我和咨询老师的关系处得也不错，在老师的建议下，我开始看心理学的书籍。

她给我推荐的第一本书是青音老师的电台节目合辑《学习爱》，这本书涉及了日常生活中经常碰到的心理学问题，解开了我心里的很多小疙瘩。从这本书开始我看了很多很多和心理学有关的书，其中就有武志红老师的《为何家会伤人》《为何爱会伤人》等，还有《不要用爱控制我》系列。看完《为何家会伤人》之后，我觉得我终于找到了答案。于是我特意给我爸妈买了一本，万万没想到我爸收到书后立刻打电话过来对我劈头盖脸一顿骂，质问我是认为他爸爸做得不好，所以要买一本书教他怎么做爸爸吗，还很讽刺地和我说，下辈子吧，这辈子我只能自己认命。

我当时非常震惊，我只是想改善我们的关系，解决我们的问题，万万没想到他们会是这样的反应。

放假回到家我还看到那本书放在书桌上，连塑封都没拆。那一刻，我决定放弃对他们的任何期待。

我不想再在生活费上受制于人，于是从大一就开始打工，我端过盘子，做过发模，给报社投稿，做过兼职网编。得益于这些兼职经历，我在毕业后很快就找到了工作，经济独立给了我很大的自由度和自主权。我终于可以摆脱原生家庭对我的控制了，生活也开始变得丰富多彩起来。

04
婚后老公竟然得了躁郁症

我自己的家真的烂透了，而且父母年纪大了，根本不会做出任何改变。我告诉自己，没关系，这辈子我不会只有一个家，我还有机会结婚生子，重新构建一个属于自己的家。这是我可以通过努力去改变的事情，这是我人生的第二次机会。于是我很早就结婚并且有了自己的孩子，就在我满怀期待要开启新生活时，我老公却抑郁了。

我的前半生花了大量的时间在和自己的负面情绪以及原生家庭做斗争，就在我觉得一切即将柳暗花明的时候，一切都朝着我没有预想过的方向发展了。

我和老公都是没有原生家庭助力和呵护的人，很小的时候就都发誓一定要远离自己的家庭。结婚时我们才26岁，为了在一线城市买房，倾尽所有背上房贷。之后我们心里就都只有一件事——赚钱。首付款就已经掏空了我们的积蓄，我们还借了两个信用贷，终日被压得喘不过气。

等我意识到不对劲的时候，我俩已经有两三个月没有发生性关系了。最初因为买房的压力，我很能理解他。但是这种状态持续时间太长之后，我开始慌了。我也是第一次遇到这种局面，完全不知道该怎么办。

后来有一次他被我逼急了，很暴躁地质问我：“你现在为什么会想要？买房的事情压力这么大！”我愣住了，不知道该怎么回答他。那是我第一次有离婚的念头，可是我不敢。一想到离婚之后很有可能要回到之前的家里，我就觉得害怕。我是没有后路的人，怎么敢离婚。

我觉得越来越孤独，这些难以启齿的问题，我不知道该和谁诉说，也找不到答案。

我们之间其他一切都很好。他平时的社交圈很干净，每月会准时把工资打到我的卡上，我买什么他都不会介意。他会把我介绍给他的所有朋友，跟我在一起的时候对我也很依恋。一直以来我们晚上都是抱着睡的，平时亲密行为也很多，只是很久不发生关系。

我走投无路了。

失去欲望是抑郁症非常典型的症状。除此之外，他几乎每天都会头疼和背痛，有一段时间，每天下班都会让我给他按摩头。我和他提过几次，要他去医院看看，他的反应很大，不断强调“我没有病”。抑郁能否痊愈和病人想要医治的迫切程度密切相关，他求医的意愿很低，就算被我硬逼着去，效果也不会好，所以我也没再强求。

发生转机是在我们去马来西亚旅游的时候，距离我们领证已经过去八个月了。在国外的日子他一切正常，不焦虑，不失眠，没有负面情绪，有欲望，有活力。那时我们都以为一切都好转了，他也自信满满地让我放心，说他没问题，只是太忙了，闲下来就好了。

我开心极了！我安慰自己，这只是我们人生中的一个小波折，过去的日子虽然难熬，但终究会过去。可回国后，又回到了之前的局面，唯一的变化是他加薪了，还膨胀了。

他一直都工作努力，工资在同龄人里也比较高，并且遇到问题善于思考，总结，待人接物又很有礼貌，性格风趣幽默，所以他加薪我并不意外。这次加薪意味着他跨过了同龄人的瓶颈，人生会有更多可能性。跳槽也好，创业也罢，将来他会拥有更大的议价权。这些都是好事，但他在生活中发生了一些很明显的变化，因为我是自由职业，大部分时间都在家里，他先是在家里装了摄像头要监视我，然后有一天下班回家突然跟我说，让我不要上班了。我说我不上班做什么呢？他说就做家庭主妇，他希望每天回到家，我能在家里做好饭等他。

我们结婚以前聊过，女生有工作很重要，他也很欣赏有自己工作的女生。所以当他说出这些话的时候，我觉得这不是真正的他，只不过他的情绪随着本能的膨胀发泄了出来，内心深处的恶在一点点释放。

后来他开始接受治疗时我还和他提起这件事，他根本不信。但他确实说了。抑郁症好像摄魂怪，吸走了他身上的善良、快乐以及对他人的尊重。

这一年发生了很多事。先是我的公公去世了，我们当时虽然竭尽了全力，但仍留下了遗憾。收入越来越高之后，他不停地对自己进行攻击：是不是当初再努力一点，做得再好一点，爸爸就可以多活几年？

后来他在事业上也遇到了重挫，因为职场上的恶意竞争，他和一大笔奖金失之交臂。在事业上一直顺风顺水的他，从来没遇到过这样的打击。

又因为工作强度太大，重重压力之下，他一只耳朵失聪了，治疗了很久才好。

这一年，我怀孕了。我像个没有理智的女人一样，想要通过孩子来扭转局面。我只想要一个安稳的家，希望他看在孩子的分上，心怀畏惧，不要去创业，不要把这个家置身于风雨飘摇中。但是抑郁让他活在自己的世界里，对周围的所有人都缺乏同理心。我们的孩子就在我们的未来很不明朗的情况下出生了。

孩子头半年需要人照顾，加上不会说话，他很难体会到做爸爸的快乐。虽然他也很喜欢孩子，但是带时间久了会很不耐烦。孩子大一点之后，变得可爱，可以与人沟通，也不太累人。他们之间的互动慢慢多了起来。他开始喜欢上了有孩子的生活，适应了爸爸的身份。

平静的日子没过多久，有一天傍晚他突然打电话叫我收拾东西，搬到另一个城市去。这意味着我们要两地分居，我坚决不肯。在争执的时候，我看着他的眼睛，突然意识到眼前这个男人早已不再是我当初想嫁的那个人了。

05
求离婚而不得
我的抑郁症再次复发

“如果你提离婚我会一口答应。”第一次跟他正式提出离婚是他送我去洗牙的路上。我语气非常平静，他很震惊，问为什么。我说：“如果离婚了，我至少还能有正常性生活的可能性。”然后我难以控制地哭诉起他这几年做的种种。

他很长时间没有说话，之后他跟我保证他会去看医生。

为了离婚我已经做了很长时间的心理准备，可到了我下定决心的这一刻，他却跟我说他要去看医生。如果刚开始的时候他对我说这句话，我会很开心，并且就像电影《丈夫得了抑郁症》里面的女主一样，全力支持他陪伴他，我甚至可以比女主做得更好。但如今我们的感情已消耗殆尽，看医生并不能挽救我们的关系。

我很明确地跟他表达了，医生的诊断结果并不会影响我的抉择。他无法理解在我身上到底发生了什么，但他依然去看了医生，确诊重度抑郁，有明显自杀倾向。他拿着这个结果来挽留我，跟我说他只是病了。

我看着诊断结果失声痛哭，感觉命运给我开了一个好大的玩笑。原来不是我错了，不是我需要反思，不是我需要改变，不是我一定要更好才配得上尊重和呵护，只是他病了而已。

可惜一切都太晚了，我不想回头了，我好累，我迫切地想要结束这段关系。

我知道离婚是很漫长的事情，也做好了充足的心理准备，我把所有情况都设想了一遍。离婚这件事藏不住，尤其是到了要起诉的地步。我很怕我的孩子未来知道她爸妈曾经对簿公堂，我觉得这对她是一种伤害。所以我提议协议离婚，并表示我可以净身出户，但他坚决不愿意。

我做了所有能做的，说尽了难听话，让他提所有条件，我什么都答应，我只想要一个自由身。他还是不愿意，还说要重新追求我。

我的抑郁症再一次复发了，这一次前所未有地严重，比大学那次更甚。我连日常工作都做不了，头痛难忍，每天白天都会难以自控地哭，一整天不吃东西自己都不知道。

我很恐慌，于是赶快找了心理医生，并且强烈要求服药，医生劝我先咨询试试看。咨询的效果不错，可能是因为介入的时间比较早，我花了两个月时间病情就得到了控制。

心理医生让我明白了一件事：这个世界上就是会有些事，它悬而未决，不会按照你的心意走，要习惯这样的生活。于是我学会了等待。如果他不想离婚，那我就等到他同意，但是我不会再哭了，我会过好自己的生活。

这期间他一直在接受治疗，他的病情比我重很多，各种各样的方法都试过。找到合适的心理医生不容易，药物的副作用也很大，中间还换过药，吃完的药盒装满了我家的一个柜子。他偶尔会跟我抱怨一下药物的副作用，我们之间除此之外也没什么过多的交流。坚持服药对他是有好处的，他可以开车了（之前他没办法集中注意力开车），睡眠也好了一点，也不再那么嗜睡了。

他开始像当初刚认识一样追求我，周末不再嗜睡，有时间会帮忙带孩子。之后他卖了北京的房子，在深圳买了一套房子写在我的名下。看到他的改变，我开始犹豫还要不要离婚。这中间我们一起去做过几次心理咨询，效果还不错，至少每次结束后我们都可以简单聊一聊。咨询的时候他的反应很慢，习惯了用逻辑解决问题，这种纯感性的沟通对他来说是一种挑战，他觉得很难。

他是一名程序员，我曾经看过一本书中提到过程序员的心理问题，这是一个要求绝对理性，绝对用逻辑来处理问题的职业，大多数人很难意识到生活和程序并不一样，难以做到合理切换。我能理解他在对抗和面对什么，我曾经无数次问过自己，如果换一个女人，换一个对感情对沟通没期待，只对物质有期待的女人，会不会更适合他。我一直在怀疑我们是不是适合在一起。我会纠结，要他去对抗他的优势、他的职业惯性，来尊重我的感受，是不是要求太高了。

因为他我也认识了很多重度抑郁的患者，断断续续服药十几年，因为不上心导致病情得不到缓解。他的病友群里，每天都有人抱怨药物的副作用，每天都有人想要停药甚至已经停药。还有相当比例的人因为经济压力，没有能力去做心理咨询，眼睁睁看着病情越来越严重。他发现原来周围抑郁到服药的人这么多。大家都只是高速运转的社会中的螺丝钉而已，螺丝钉的心理健康没人在意。

坚持服药和做心理咨询对他起到了很好的效果，两年后，他停药了。他开始恢复了规律的欲望和睡眠，可以正常和人沟通，接收正常的指令，并给予回应。我在深思熟虑之后也暂时放弃了离婚的想法。在他停药两个月后，我怀上了我们的第二个孩子。

我有时候会想，我们家庭未来还会被抑郁困扰吧。我从来不抱有盲目乐观的心态觉得以后一切都会好起来，毕竟我们的人生还很长。

还好我们年轻的时候经历了这些，让我们知道以后该如何更好地去面对。

06
关于抑郁症的一些经验总结

（1）就我自己的思考来看，抑郁最根本的原因只有四个字：求而不得。

因为求而不得，所以会自我攻击，最终导致抑郁。我的抑郁起始就是因为我很想要一个幸福的家，一对理解我、呵护我的父母。能意识到这一点对我的人生来说非常幸运。第二次抑郁，我只想要我妈定期把钱打过来，不要折磨我，最后我放弃了期待，自己赚钱，就不会被伤害了。第三次抑郁是因为想要离婚而不得。我做了很长时间的心理斗争，解决了现实的困难，最终提出了离婚，当我以为距离我想要的生活只有一步的时候，居然还是不行。

我老公的抑郁也是因为求而不得，最初只是想要几十万块钱缓解我们的经济压力，却意外地没有得到。后来爸爸去世，自己生病，生老病死是这个世界上我们最无能为力的事情。（我后来通过学习才知道，亲人去世给我们带来的负面感受，至少要到半年后才会消失。）

没有期待就没有失望。我今年已经30岁了，渐渐开始明白，人活着什么样的事都有可能会发生，什么样的人、什么样的境地都有可能会遇到，调低期待可以很好地保护我们的情绪，对任何人和事都不要有执念。

（2）大多数对抗抑郁的方法都有用。

我从16岁开始抑郁到现在，花了很多时间在解决自己的情绪问题上。从最初心理医生推荐给我的把自己内心所想写下来，以及心理咨询、服药等，到后面大学的时候开始看心理学书籍，坚持运动，再到第三次抑郁的时候我接触了冥想、按摩，参与社交活动，等等，这些对我来说都是有效的。我们每个人都应该有一个清单，上面全都是用来对抗抑郁，或者是对调节情绪有帮助的一系列事情，在自己的负面状态刚开始露头的时候，这些就可以安排上，防止情况恶化。

（3）远离让你抑郁的环境，非常有效。

我的人生开始不再失控，是从彻底独立，脱离有父母的环境开始的。我的抑郁因他们而起，最终我将他们在我生活中的存在感降到最低，我受到的影响也变小了。我曾经在很多次心理咨询中都试图去解决一个问题——接纳他们，但是最终都失败了。

我的人生配置就是有一对不懂如何和我相处，会伤害我的父母，我对此毫无办法。之后我开始改变思路，学着去接纳自己对他们的负面情绪，我允许这些情绪的存在，并且不因此责备自己，这是我最终和父母和解的方式，也是对我影响最小的方式。

现在让我回到娘家和父母生活一段时间，我依然会情绪低落，非常沮丧，一切都没有改变，但是不代表我的人生完全没有变好的可能，没有他们的人生我还是很快乐的。

所以有时候离开那些让你不快乐的人和事，一切就都好了。

（4）决定你抑郁时间长短的，是你对自己病情的接纳程度。

我最大的幸运在于我一直都很接纳我的病，积极配合治疗，哪怕钱不多的时候也拿出来去做咨询，并且把自己的情绪问题看得很重要，所以我的病情一直得到了很好的控制。

如果我老公在我最开始提醒他去看心理医生的时候就采取行动，他也许根本不用被药物的副作用折磨，几次心理咨询就能把问题解决了。他花了太多时间去和自己的病情对抗，他无法从容接受自己生病这件事。

我也认识很多抑郁症患者，因为早期抗拒服药，不接纳自己的病情，拖延了几年等到开始有了生理性的病状才去看医生，从抑郁症拖成了躁郁症，最终导致用药困难。

抑郁是一个长期性疾病，不是看一次医生就能解决的，也并不是服药之后就一定能好。要用到适合自己的药，找到适合自己的医生，都要花很多时间，走不少弯路。如果自己再抗拒生病的事实，则会导致患病的时间更长，甚至病情反复（我见过病友因为不接纳自己的病情，服药之后稍有好转就断药，最终断断续续吃了十几年药，导致病情变得越来越复杂），最终受罪的还是自己。

（5）哪怕只是轻微的精神类疾病，身边的人也会有感知。

我在结婚生子后有一次偶遇了一个高中同学，她说我比上学的时候看起来阳光了很多。我当时挺震惊的，我一直以为我在同学面前都伪装得很好，没想到情绪会从眼睛、嘴巴、表情中跑出来，根本掩藏不住。

就我的经验来说，抑郁症在人际关系上最初比较典型的症状就是鸡同鸭讲、自说自话。正常人聊天都是有来有回的，双方可以感知到对方的情绪并给予反应。但抑郁症患者做不到，这和他们的自我攻击、更认可自己内心的想法是一脉相承的。你会发现和他们聊天的时候，他们极其不能接纳你的想法，即使你的想法非常平和且没有恶意，甚至于简单到“把桌子上的一杯水拿过来给我好吗”都会受到他们的反抗。他们根本听不进去他人的建议，这样病人的病情很容易拖延反复。

我曾经有一次在网上小范围地简单讲过自己的经历，文中只提及了我和丈夫都曾经抑郁过，我们有一个孩子，还会生二胎。当时就激起了热烈的讨论，其中一些发言让我很意外。比如：“精神类疾病有家族聚集的特点，这样的人就不应该结婚生子，是对子女的不负责任。”“怎么会两个抑郁的人碰在一起结婚，这日子还怎么往下过？”

我当时惊讶于网友心理学知识的匮乏，同时也觉得自己有义务把自己的人生经历分享出来，希望至少可以鼓励和我一样的患者去努力追求自己想过的生活。

中国有至少三亿人被抑郁症困扰，其中不乏高级知识分子、企业家等，如果这些人都不生孩子，那就是三亿人都没办法有自己的后代了。人类在过往的历史中从未像现在一样承受过如此大的精神压力。这对我们的大脑、我们的情绪、我们的激素分泌都是一个很大的挑战，所以抑郁症的蔓延并不让人意外，这是时代发展的产物。我们应该学会的是如何积极面对这件事，应该学着去了解大脑，了解情绪，积极配合医生的用药和咨询，从而过上自己期待的人生，而不是讳疾忌医，抵触它、抗拒它。

现在孩子们的压力也很大，相对于对抑郁症完全不了解没办法感同身受的父母来说，我觉得如果我的孩子遇到抑郁问题，一个有过经历的妈妈可能会对他们有更多的帮助。

在帮到我的孩子们之前，希望我的这篇文章可以先帮到你。在我有限的30年的人生中，抑郁时不时就会出现，它困扰着我，但同时也成就了我，每次战胜它都让我变得更有自信。抑郁并非无药可解，只是要早一点认识到解药就在我们自己身上。

停止自我攻击，放下执念，积极治疗，一定会看到曙光的。

撰文：小好

医生说：

弗洛伊德说过：人的创伤经历，特别是童年的创伤经历会对人的一生产生重要影响。

从心理学方面，原生家庭一词可以理解为：自己组建家庭以前，长期生活并且度过了人格形成期的家庭。原生家庭环境对个人的塑造，对人格特点、情绪管理乃至亲密关系等都有显著影响。

个体的行为是由先天遗传因素和后天环境因素交互作用产生的。原生家庭，就属于孩子成长的外部环境。冷漠的家庭氛围，疏离的亲子关系，父母的忽视、苛责等都会对孩子后天的成长带来非常负面的影响。人的问题在童年，童年的问题在家庭，家庭的问题在父母。

健康的父母，培养健康的孩子。本文作者跟父母长期分开导致情感疏离，早期生活颠沛，不稳定，对于她的身体和心理发展都产生负面影响。后期好不容易跟奶奶过上了稳定亲密的生活，却因为父母重新回归打破平衡，突然的被抛弃感和重新需要适应跟父母一起生活，还要面临父母不间断的情感勒索，这些都成为她生活中的负性应激事件，导致抑郁症的爆发。后来好不容易靠考大学远离了消耗自己的父母，却因为生活费问题被继续控制，导致抑郁症再次复发。

作者提到一个对治疗非常有效的方法，当你的原生家庭无法做出改变的时候，你要自己努力创造条件尽可能离开原生家庭，进行物理隔离。少了这一部分的外界刺激，病情就会趋于稳定。无法控制的时候，远离是最好的选择。

大部分人想逃离原生家庭，都是因为它给自己带来的痛苦和创伤。但有时候，也恰恰是因为这些创伤，让人们没有足够的力量离开。这时候，他们就会借助外力——很多人会因此将被救赎的期望寄托在婚姻和另一半身上。婚姻应该是每个人生命中非常重要的关系之一，不能把它功利化，否则很有可能进入另一个深渊。只是为了逃离原生家庭就匆忙结婚，而不考量自己此时的心智是否成熟到可以应付婚姻生活，是极其不明智的。

当新家庭建立时，那些你没有从原生家庭中得到解决、成长和疗愈的问题，都会出现在新的家庭中，它不会因为你建立了新家庭就消失不见。如果无法意识到这一点，那么我们靠婚姻逃离了原生家庭，迈入的，不过是第二个原生家庭。

选择婚姻，应该是在感情到了的时候，是自然而然的事情。婚后，也应该学着保护好自己的另一半，不受原生家庭的干扰和破坏。要学会在自己的新家庭和原生家庭之间建立起强烈的界限感，从而保护新家庭周全。

如果心理不足够成熟，而仓促逃入婚姻，很大概率会把原生家庭的阴影继续带入自己的亲子关系中。一定要坚持充实自己的认知，强大自己的内心，尽力给你的后代创造一个良好的原生家庭。本文的作者就是一个例子，她跟丈夫都是原生家庭有严重创伤的人。这成为两人互相认可的共同点，从而早早进入婚姻关系。结果丈夫自己的问题爆发，成为新的消耗作者的人，导致她抑郁症再次复发。幸好作者的内心通过不断的治疗和心理学的学习已经逐渐强大，她才能逐渐将这些问题解决掉，最后和丈夫一起渡过难关，开始带着积极乐观的心态去养育自己的后代。

本文作者的自我疗愈方式也非常值得借鉴。首先是自我接纳，积极配合治疗；其次是自学心理学知识，不断梳理自我，进行自我疗愈；再者就是尝试过跟父母沟通无果后，果断放弃，且选择尽可能地远离原生家庭；最后是在丈夫患病过程中对他给予支持和帮助，并且还在不断反思，不断引领两人的生活往更好的方向发展。这些都是非常有效的，并且我也相信作者如今一定是一个内心非常坚定、强大的人。

第十二章
被同学霸凌后，妈妈说“他们只是闹着玩”

全世界每年有2.4亿学生遭受校园霸凌，比例达学生总数的32%。这其中，将近30%的学生会在面对霸凌时选择沉默。在国内，人们对霸凌没有清晰的认知，大多认为“小孩子不懂事”“都是闹着玩”。老师或家长在获悉霸凌事件后，却不予处理，极可能对受害者造成二度伤害。那些被家暴长大的孩子，更容易成为校园霸凌的受害者，更有甚者会成为施暴者。

【患者档案】

姓名：易安　　**编号：**012

病状：

重度抑郁

兴趣缺失，情绪暴躁，焦虑失眠，记忆力减弱，自我价值感低下，自杀未遂。

家庭情况：

父亲脾气暴躁，管教严格，无法控制情绪，经常家暴。

母亲情感冷漠，习惯语言暴力。父母感情不和，经常吵架闹离婚。

01
上学让我害怕

躯体化：极重

人际关系敏感：极重

抑郁：极重

焦虑：极重

标准分：76.25

这是我15岁时做的抑郁症测评，量表下方白纸黑字写着：有重度抑郁症症状。

“我不认为十几岁的孩子能有什么霸凌，都是闹着玩，大人不应该介入。”

“老子不信以前打你打错了！”

“你个社会祸害，老子当时就该打断你一条腿，养你那么多年你就这么孝顺我们？”

……

这都是我爸妈亲口对我说的话。

拼尽全力活到15岁的我，常年过着在家被父母家暴，到了学校被同学霸凌的生活。在这生不如死的漫长时光中，谁也帮不了我。

确诊之前，我正在努力备战中考。每天5点起床，凌晨入睡对我来说完全是家常便饭。对那时的我来说，成绩就是一切，即使透支身体健康，我也要换来重点高中的录取通知书。我想离开这个家，离开现在的学校和人际圈子，我想逃离这一切。

伴随不断上升的排名而来的，是不断增加的学业压力，我的脾气开始变得越来越暴躁。我就像情绪被成绩牵制的木偶，每一个小波动都会让我产生极大的焦虑情绪。

中考前夕，我想用听歌来缓解压力，当时切到一首歌，天籁般的歌声瞬间打开了我的心门：

You are not alone

I am here with you

Though you far away

I am here to stay

了解到这首歌的演唱者是Michael Jackson之后，我开始查他的相关资料，听他的其他歌曲，观看他生前的演讲视频。我慢慢了解到：他累计给慈善机构捐款2亿；经常到医院看望生病的孩子；自己出资建造梦幻庄园让身患重病的孩子也可以免费感受游乐场的欢乐……他的善良和博爱深深打动了我，也给我灰白的世界一点一点涂上颜色。

然而这一切美好都被一个月后我看到的一个帖子打破，原来他小时候也和我一样遭受父亲家暴，成年后又被无数人诽谤，导致官司缠身，需要靠安眠药才能入睡。所有人都想从他这里分一杯羹，这个极具才华的天王，最后却像一头被无数鬣狗撕咬的可怜大象，在50岁的年纪因安眠药使用过量，轰然倒下。

我无法接受这一切，当时学习和Michael已经成了我生活的全部，而Michael承担了我生活中的所有乐趣。

我爆发了！

连同累积了多年对父母严厉管教的不满。我号啕大哭着向父母诉说着过去的委屈：他们对我学习成绩永远不知足，父亲对我的暴力行为，天天吵架要离婚的家庭氛围，对我遭受校园暴力的不管不顾，等等。

也许我当时只是为了发泄情绪，也许是想让他们给我道歉，告诉我他们错了。可惜他们并没有哄我，也没有道歉。我到现在还清楚地记得母亲那时冰冷的眼神，满脸的不屑；父亲恼羞成怒，震耳欲聋的怒吼；还有那些闻声跑来看热闹的邻居们脸上的幸灾乐祸。

上幼儿园的时候，有一次我生重病住院好几个星期，因此错过了学校的数学早教，导致做作业的时候很多题目不会做。而我爸对此的反应就是先冲过来对我一阵狂吼，然后抄起家伙打我直至半夜。那天晚上我被打得背部红肿，整夜无法入睡。

上小学的时候，有一天的家庭作业是让把整张卷子背下来。我爸检查我的背诵时，因为我不习惯在他面前说普通话就一直闭口沉默着（我普通话没有任何问题，我也不知道为什么当时不开口），他直接上来就给了我重重两个耳光。

8岁生日时，朋友在我脸上抹了奶油，我用湿毛巾擦了之后没洗干净，直接被我爸踹倒在地，我被踹得满地打滚。我到现在还记得当时躲到沙发下面时周围木头散发出来的腐烂味道。

家里卫生间的门烂了（搬来的时候就是烂的，爷爷奶奶和妈妈都知道），他认为是我弄的，于是以此为借口狠狠地打我，不听任何人解释，打累了就顺势倒在床上睡着了。而我整个下午都坐在角落里，眼睛猩红地小声抽泣。

我妈从来没有站出来保护过我，她总认为我爸教育我时无论对错她都不能插手，甚至有时候她还会站在旁边助威呐喊："打得好！"每个被暴打的深夜，我在客厅披头散发哭得撕心裂肺时，她总能坦然睡得鼾声如雷。我一直都无法理解在一个充斥着暴力打骂声和孩子苦苦哀求声的家里，她是怎么做到冷眼旁观并处之泰然的。

唯一会在暴力中保护我的是奶奶。

在我5岁之前，我们一直住在一起，之后因为她和爷爷买了新房我们就分开了。然而在我刚上初中那年，她却因为我爸的冷言恶语和爷爷的旁观不耐烦而举刀自杀了。从那天开始，我永远失去了我的保护者。

我记得当时自己在现场因为太过震惊，愣了很久后才开始号啕大哭。

那些父母口中在学校里霸凌我的“小孩子”，都是从小练跆拳道，身高超过1.70米的同龄男生。因为他们的“女朋友”说我在数学考试的时候不借她们抄答案，我就成了他们霸凌的对象。当时我跟老师求助过，但是班主任还是以我眼睛没有近视为由要求我和他们一起坐在最后一排。他们总是一副高高在上的样子，常常无缘无故地向我挥动拳头。也许我对他们来说就是一个没有尊严的减压器罢了。

那些父母口中无足轻重的小事，对我来说都是无比痛苦的大事。我每天早上都惶恐地醒来，上学对我来说变得让人害怕，度日如年的我内心早已伤痕累累。求助无门的我，那时候很确定：我的父母根本不爱我，他们只是把我当作养老的工具罢了。

02
在学校被好友造谣
老师将我从死亡边缘拉回

我开始越来越“懒惰”，对学习提不起劲，对一切都没有兴趣。每天晚上我都躺在床上一动不动，熬个通宵等天亮。我的记忆力越来越差，成绩也因此一落千丈。

中考后，我没能考上自己心仪的重点高中。我无法接受这个结果，看着同学们笑着互相祝贺，我内心的失落感被不断放大。

回忆起初中三年的时光，为了学习我没参加过任何社团，班级活动也都被我以学习为由推托，到头来我既没交到朋友，又没搞好学习，成了一个彻底的失败者。

回家后，我把自己关在房间里，每天哭到头痛欲裂。我反复问自己：活着的意义到底是什么？在心理痛苦和生理痛苦的双重煎熬下，我想过要放弃生命，但最终被“怕疼”二字吓了回去。

当时虽然痛苦，但我还是有很强的自救意志，我在网上查阅、对比了自己的症状后，怀疑自己患上了抑郁症。反复思量之后，我请求母亲带我去精神科挂号做检查，她当时虽然表示诧异和不相信，但因为我的状态确实很差，她最终还是同意了。

拿到诊断结果的时候我悬着的心瞬间落地了。原来我只是病了，我还有救！可以医治。庆幸之外我开始迷茫，未来的我该怎么办，还能上学吗？

我拿着两盒盐酸舍曲林，度过了恍恍惚惚的暑假，开启了我的高中生活。

军训时跟同宿舍的一个女生很快变成了知心好友，这是我第一次交到朋友，我很开心。尤其是因为新到一个环境，我很难适应，所以对她很依赖，也很信任她，什么都想跟她分享。

没过多久，我再次被大家孤立了，我以为我已经逃离了原来那个不堪的环境，我以为我可以开始全新的生活了。我开始怀疑是不是我的问题，也许是我哪里做得不好，也许是我不太招人喜欢，等等。我想了无数种可能，万万没想到，原来是她！在我抑郁症请假去医院时到处造谣说我打胎，说我抑郁症是装的。当时因为换药的副作用导致我恶心头晕，也被她造谣成了孕吐。

知道这件事的那一刻，我发誓再也不相信任何人。我在内心不断责备自己，怪自己是个傻子，傻到把心掏出来送到别人面前去让人扎刀子。

之后，“不自爱”“太能装”等词成了我的标签，我莫名成了所有人的眼中钉。我开始一个人吃饭，一个人回家。班里每个小圈子都好像有厚厚的屏障，将我隔绝在外。

我再次陷入了浑浑噩噩的状态中：记忆力开始下降，反应速度明显变慢，老师刚讲完的考点转头就忘，成绩直线下滑，很快成了年级倒数。

当时的我，现状混乱如泥，过去不堪回首，未来没有希望。命运好像从来没有眷顾过我，我不知道生命的希望在哪里，我找不到一个可以支撑我活下去的理由。

一天，我逃了下午第一节生物课，但是我的生物老师是一个特别负责的人。他发现我的座位空着就立刻找班主任确认我是否请过假，得到否定的回答后，他立刻给我打电话（我曾经打电话找他问过题）。

看着手机上显示的一个个未接来电，我仿佛听到了老师一声声的呼唤。最后我终于将电话接起：“老师我服药了！”

老师听到后，急切地开导我：“你不要这样，老师很在意你，你不来上课老师会很难过，很介意，老师希望你能来上课，老师会帮你提升成绩，你会考一定会过的。不要担心，我陪着你，我们慢慢来。你什么时候来找我问问题，不管我在做什么，我都立刻放下手里的事给你解答。”

我哭了，从来没有人这么关心我、关注我。他说的一字一句像是一双双有力的手，拼命剥开了我头顶遮住阳光的阴霾，只为告诉我：“活下来。”

我选择死亡是因为觉得人间没有了光，但他温暖的话语就是融化冰雪的冬日暖阳。即使这世界上到处充斥着钩心斗角和自私冷漠，还是会有爱眷顾我。

巨大的求生欲支撑我压着舌头把药吐了出来，直到我吐到没有力气。

经过包扎和洗胃后，我活了下来。

这件事后，我和父母的关系有所缓和。母亲开始担心我的身体状况，自责自己为什么没有早点发现。父亲一直说“这不可能，这不可能”，虽然辱骂依然没有停止，但他的拳头却很少再挥向我。

之后的生活里，也许是因为内心愧疚，他们没有再打过我。每当我一本正经地告诉他们说我未来要去世界知名学府学心理学时，我妈都会讽刺地笑着说：“就算你考了国外的大学，那些人也不可能把你爸妈抓起来，天天拉上台审判。”他们对于自己给我造成的伤害至今不愿意承认，没有任何悔意。

刚开始的时候我还渴望他们能悔过，能在明白这些事情之后尽量对我好一点，我们最后会在互相理解的过程中和解。但我在一次次跟他们的无效沟通中心灰意冷，他们更在乎的是自己的面子和权威，他们作为父母怎么会有错呢？于是我选择绝不原谅，但我学会了放过自己。我决定不让自己再被这些痛苦回忆的藤蔓纠缠，不再用他们的错误来惩罚自己，不再伤害自己。

自杀的事纸包不住火，全年级的老师和同学都或多或少知道了，这是一个让我非常煎熬的过程，因为我的秘密被公之于众了。我害怕面对周遭的异样眼光，害怕其他人的不友善向我聚焦。

然而，我的担心竟是多余的。

03
新同学的善意和老师的呵护让我变坚强

高一下学期，我从理科班转到文科班。同学们友好又热情，开始约我一起去上美术课，没带笔时的借笔请求从未遭到拒绝，走廊上会有人热情地跟我打招呼，课间还有人会递给我零食……莫名的好意袭来，让我非常不安。

之前我所有的经历都告诉我，这个世界上没有免费的好意和善良，人心是最可怕的存在，不能相信任何人。我不禁怀疑这也许是他们新的诡计，不知道这些善意背后有什么恶果在等着我。

我每天都处于高度戒备状态，但是很长时间以后，他们并没有对我有新的造谣和孤立，他们友好的行为慢慢打消了我的戒备，我的生活慢慢走上了正轨。

有一天，生物老师请我到办公室说明情况。在他的反复追问下，也许是出于信任，也许是感受到了他的善意和温柔，我和他慢慢说起了自己的经历，包括父母的暴打，关于他们离婚的吵架，被同学霸凌，最爱的至亲执刀自杀……在我诉说的过程中，他渐渐沉默，脸上呈现出难以置信的惊讶表情。我的声音逐渐沙哑，愤怒中混杂着委屈，眼泪模糊了我的视线，等我擦干眼泪的时候，才发现他一个大男人竟然哭了。

“我没有想到会是这样，那天你没到班上又不接电话，我丢下整个班四处找你，问其他同学和你班主任，他们也不知道你去哪里了。”他说，“其实社会没那么肮脏，还是有很多美好的，要好好活着。”之后他还对我说了什么我已经忘了，只觉得那时候的安心和温暖是从未感受过的。

后来我自己沉下心来思考了很多，虽然生活确实不易，但死亡真的不是明智的选择。于是我下定决心要重新开始，我计划着由易到难，把生活中的问题罗列出来，再想办法一个个去解决。

我主动去和其他老师说明了我的情况，在沟通过程中老师们也对我表示理解。我也慢慢明白，老师也只是为生活奔波的平凡人，他们也会有注意不到的事情，其实我们只需要更多地互相聆听和沟通，就能解决问题。

从那之后，生物老师和我的关系也越来越亲近。我的生物成绩当时非常差，只有37分，于是他每天中午给我单独重新上一个单元的课，我认真听讲、记笔记，做他单独留给我的作业，我的成绩开始逐步上升。

后来有一天，我的生物书丢了，他就把他的书给我，自己把书上的内容一字不差地背下来讲课。每天下课他都会来检查我的笔记，问我这节课听懂了吗，还不忘叮嘱我，笔记不要求好看，只要记下重点，我自己看得懂就行。

慢慢地，我开始主动去找他问问题，不久后，还当上了他的课代表。

我的状态越来越好，但抑郁症不会在瞬间康复。我的记忆力还是很差，时常会忘记自己在哪儿，要做什么，反应还是很慢，吃药之后药物的副作用导致我肠胃不好，吃得很少，长期营养不良。除此之外，我的耳鸣也很严重，静坐的时候突然耳朵里就一片轰鸣，嗡嗡的什么都听不到。午睡醒来时总会心跳很快，像被吓到一样。

上课的时候我还是会莫名其妙抑郁发作，但老师都会允许我自己出去调节一下。记得有一次，我蹲在楼道哭，痛苦的感觉上泛，胸口发麻，瑟瑟发抖。学校的财务老师（就是不教书只管学校财务，但我们都叫他们老师）过来安慰我说："有什么事和老师说，别怕。"当时他一个大男人，半蹲在地上，手忙脚乱地一边拍着我的背安慰我，一边给学校的心理老师打电话。

后来，我再次在友谊中被人伤害，心理承受能力太差的我抑郁发作，班主任一直抱着我安慰我。之后我为了康河梦选择出国时，她也一直支持我，我每次写的周记她也会认真写好评语，没有半点敷衍。

数学老师发现我上课很难集中注意力，会在课后慢慢给我补课，没有任何不耐烦。我因为要花很多时间背书经常抢不到饭，她会带我去教师食堂吃饭，从来都是她请我，没让我掏过一分钱。

除了我的授课老师，其他不认识的老师，也纷纷向我递出了善意。年级组长知道我的事情后，天天拉着我谈心，把他觉得好看的书（大部分都是金庸的）给我看，希望我看武侠小说可以变得开心一些。

图书馆的老师每次见到我都会和我聊天、讲故事，把我当成女儿般对待，给了我很多人生建议。他儿子是我们这里的高考状元，现在在MIT。他知道我想出国后，根据他儿子的情况，跟我讲了很多国外的事情，对我后来出国也有一定的影响。

心理老师会经常和我谈心，还会和我父母、老师交谈，好让他们能配合我治疗。

同学们也非常照顾我，常常询问我身体怎么样，有没有不舒服。在这里，没有歧视，只有包容，他们总是夸赞我很坚强，经历那么多都还在坚持。

他们都在尽力帮助我，让我在病中也可以坚强地抬起头继续奔跑。

我像一只迷途中的羊羔重回羊群，其他小羊们看到了我弱小的身影，愿意在旅途里和我结伴而行，一个个温暖的身影将我包围，老师们像牧羊犬一样保护着我，防止抑郁症这匹恶狼对我的偷袭。

生病这一路虽然崎岖坎坷，但我不再是孤单一人了，身边有了同行的伙伴。

一切的一切看似都在好转。我开始学着去拥抱这个世界，拥抱其他人。然而，这世界还是会有恶意，并不是所有人都会因为我有抑郁症就对我更加友好。

有一次我满怀期待回初中学校去看望老师，结果出校门的时候，被保安拦住不让走。我请求路过的物理老师证明我是回来看老师的，却被直接拒绝。之后保安开始骂我，还要摔我手机。他要求我打开背包，说要检查里面的东西，被我当场拒绝。保安恼羞成怒，上来就要打我，说我偷东西，还扬言要把我带去派出所。

保安恐怖的吼声像极了童年我爸即将打我之前的怒吼，我被吓得瑟瑟发抖，蜷缩成一团，眼泪不住地往下流。

我的抑郁症再次爆发了。

经过这件事后我开始明白，社会的偏见会一直存在，阴暗面不会因为你差点失去生命就变少，但却总有善意会在身边围绕。这个世界即使全是玻璃碴儿，我也愿意为了玻璃碴儿里的糖而坚持活下去。

非常感谢我高中的老师和同学们，我一定是三生有幸才能遇到他们。他们成就了更好的我。抑郁症虽然还是会复发，但我已经有了活下去的决心，接下来我要勇敢地去拼搏、去追梦。

谢谢你们的善意和爱，我会好好爱自己，我会好好生活下去。

撰文：易安

医生说：

校园霸凌既不是个案问题，也不是一个新问题。联合国教科文组织 2019 年出版的《数字背后：结束校园暴力和欺凌》研究报告显示：全世界每三个学生中就有一个曾遭受过欺凌。

国内校园霸凌一个很重要的特点是边界模糊。有些事情明明是欺凌和侮辱，却会被旁观者认为是玩笑和打闹，还有很大一部分人根本就不正视校园霸凌这一现象。这些都会成为助长此类恶性事件不断发展的因素。

校园霸凌的明确定义为：一个学生长时间、重复地暴露在一个或多个学生主导的欺负或骚扰行为之中。一般是指孩子们之间权力不平等的欺凌与压迫，主要包括言语霸凌、关系霸凌、肢体霸凌、性霸凌、反击型霸凌以及网络霸凌。

对经历过校园霸凌的人群调查显示，校园中言语欺凌最多达75%、肢体欺凌达60%、社交欺凌达57%、网络欺凌和性欺凌相对较少，大部分人会同时受到多种霸凌伤害。

霸凌事件表面上是霸凌者和被霸凌者之间的问题，但他们背后引出的其实是原生家庭对孩子性格养成、行为引导的问题，以及学校教育工作者的失职问题。

相对来说，家庭教育和霸凌事件的联系更为紧密。家庭中若是充满了争吵或暴力，孩子也会暴躁、偏激，更具有攻击性；若孩子被过分溺爱，则会分不清对错是非，过于自我、霸道，对待校园霸凌很难有正确的认识和行为；若是缺少家庭关爱，孩子要么走向极端，靠暴力泄愤，要么对霸凌忍气吞声。霸凌可以说是家庭教育错误和缺失在校园生活中的一种投射。

本故事的作者从小被父亲家暴，又得不到其他家庭成员的支持和保护，导致她性格内向自闭，自我价值感低，在学校遭遇霸凌也不会反抗。后来孩子向家长和老师求助被忽视和否定，对孩子则产生了更严重的二次伤害。此时她只能选择将矛头指向自己，觉得是自己有问题，开始自我攻击，一步步陷入抑郁症的泥潭中。家暴和校园霸凌的双重伤害，足以将一个无助的孩子推向黑暗的深渊。

2014年《美国精神病学杂志》发布的一项新研究发现，童年时遭受霸凌的影响可能会从青春期和青年时期一直持续到中年。研究表明，童年时经常被欺负的孩子在45岁时会有更大的抑郁、焦虑和自杀风险，50岁时认知功能也会表现较差。相比于其他同龄人，曾在童年遭受霸凌的孩子不仅对自己的现状更加不满，并且对未来也更为悲观。由此可见，校园霸凌问题对于未成年人的健康成长、社会的良性发展都有着至关重要的不良影响。对于校园霸凌事件的防治干预，家庭和学校的关注和参与都刻不容缓。

被霸凌者通常会出现这些表现：主动远离朋友，越来越孤僻；身上经常出现原因不明的伤口、瘀青或割伤等；害怕去学校或害怕参加学校活动；对学习没有兴趣，常用头痛、身体痛等理由逃课；回家后情绪低落；睡眠质量下降，常做噩梦；食欲不振，没有自信和自我认同感等等。

家长和老师都要时刻关注孩子的日常状态，一旦发现异常，要及时跟孩子沟通，尽早干预，以免发生无法挽回的悲剧事件。

对于孩子来说，如果遭受了校园霸凌。可以先向父母和老师以及身边的朋友求助。试着正式地、认真地、客观地向父母和老师倾诉自己的遭遇。不仅要强调自己身体上所受的伤害，还要告之精神上所受的伤害。不要隐瞒自己的委屈，但也不要刻意夸大，从而避免未来万一面临更严重的校园霸凌时失去父母和老师的信任。平时也要多注意积极调节自己的情绪和认知，避免产生自卑自责的负面情绪。对霸凌者最好避而远之，并且树立正确的、积极的信念：“这不是我的问题，是对方的问题。”

如果得不到身边人的支持和信任，可以拨打 12355 青少年维权和心理咨询服务热线。这是共青团中央权益部设立的专门面向青少年的热线电话，旨在为青少年提供心理咨询和法律援助服务。

第十三章
缺爱的孩子，大概率成为不会爱的父母

代际创伤理论最早由心理治疗师莫雷·鲍恩提出。他认为，家庭创伤经历会塑造一代人的价值观、想法和体验的模板，这个模板会潜移默化地不断传递给下一代。从个体层面来看，创伤的传递是身份的传递。身份认同意味着孩子如何看待自己，一般会有两种模式：认同父母，或拼命想成为和父母不一样的人。

【患者档案】

姓名：小高　　**编号：**013

病状：

重度抑郁

情绪低落，头痛失眠，情绪失控，焦虑紧张，语言障碍，有自杀倾向。

家庭情况：

父亲是下岗工人，原生家庭离异、家暴造成了他在自己家庭中沉默逃避，隐忍软弱的性格。

母亲在原生家庭中充当长姐角色，成年后成为老师，性格中强势的一面被放大，情绪失控时常常会用暴力解决问题。

01
父母身上原生家庭的创伤痕迹

打鼓的时候，我会忘记一切，进入完全放空的状态。这时候，那些抑郁症带来的心理和身体上的痛苦，那些因教师资格考试带来的焦虑和压力，统统都消失了。

我想成为一名老师，和我妈完全不一样的老师。

我出生在20世纪90年代中期的一个知识分子家庭，从小跟姥姥、姥爷生活在国有厂区的院子里。妈妈在厂区的中学做老师。

我妈是国有企业的职工家庭长大的孩子。我的姥姥、姥爷，在70年代支援大西北的时代浪潮下，带着年幼的她和两个弟弟踏上南下的火车，从黑龙江千里迢迢来到西安。

作为家中的长女，母亲从小就帮着父母打理两个弟弟的日常起居。她在成长过程中继承了姥姥独立自主的性格特质，而后来的教师职业将她性格中隐藏的独断专横和控制欲逐渐放大。她和大多数中国母亲一样，没有自己的生活和兴趣爱好，一直不知疲倦地为了家庭兢兢业业付出，心中难免会积压很多怨气。

也许这就是她日后总是对我暴力相待的根源所在。

我们生活的厂区就像一个微型社会，厂营医院、学校、商店、餐厅、澡堂一应俱全，满足了大部分人的生活需求。

在很长一段时间里，我的世界就只有家属院这么大范围，日子过得简单又快乐。

家属院里种满了高大的法国梧桐，每到夏天，它们总会长得格外茂盛。夜幕降临的时候，老人们成群摇着蒲扇在树下乘凉。

我和别家的幼童一样，躺在树下的凉席上听着姥姥的故事，伴随着蝉鸣进入梦乡。

有一天，父亲带我们去吃夜市的麻辣烫，当我把一串牛肉放到自己口中时，父亲突然说道："你吃的是爸爸的下岗费。"

母亲急忙打断："别给孩子瞎说。"

那一年我4岁，完全听不懂他在说什么。

父亲的工龄被买断，之后他拿着这些钱开始下海创业，每天忙得不着家。母亲则把工作之外的时间全都放在了我身上。

5岁时，我进入厂子弟小学读书。母亲对我的学习格外重视，每次她带学生上晚自习，总会把我带在身边。

儿童时期的我乖巧听话，从来不会抗拒大人的安排，总是按照他们的要求看书、写字、画画。那时候的我成绩优异，一直都是"别人家的孩子"。每每学校有重大活动，我都会穿着白衬衣站在主席台上演讲。

可惜，我的优秀只短暂地持续到上三年级时就结束了。

母亲的失控是从一件很小的事情开始的。因为我一直记不住乘法口诀表，母亲的耐心被消磨殆尽，情绪逐渐失控，她开始在中学楼前，大庭广众之下暴打我。

我一边哭，一边还被要求继续背诵，最后我哭得都听不清自己念的是什么了。

当时路过的孩子们还会怯怯地劝我母亲，老师别打了，再打要出事的。而母亲的那些同事，却都只是站在一旁冷眼旁观。

子弟学校的中、小学部在一个校区。我被母亲暴打的事情很快就被一传十、十传百，变得尽人皆知。大家都觉得我母亲是一个可怕的人，同学们对我也开始从疏远到冷落。

每当我走在校园里，总能听见他们的窃窃私语，说什么不能跟我玩，会被老师叫去训话、会被打等等。

我从三年级开始被迫学习奥数，四年级以后学习压力更是与日俱增。每一个被反锁在家的周末，我根本没心思学习，焦虑无助的时候会用头撞墙。可就算撞得再用力，周遭还是一片死寂，没人看到，也没人在乎。

学业的压力和同伴的孤立都压得我喘不过气来，无力感慢慢开始侵蚀我。

我开始哭，每天都止不住地哭。我不知道自己怎么了，只是觉得每一天都很难度过，这些痛苦日复一日地持续纠缠着我。

恰巧那时候，父亲的创业之路磕磕绊绊，异常艰辛。母亲对家庭经济收入的焦虑，总会迁怒到父亲对我的放任不管上，他们的婚姻开始进入了无休止的争吵中，无暇顾及我的痛苦和变化。

父亲生长在西安本地的离异家庭。小时候听他谈起过酒后家暴的父亲和温良怯懦的母亲。每次他说到这些，都是些喋喋不休的重复话语，仿佛这是他生命里拔不掉的刺一般。“我小时候，你爷爷喝了酒就打人。打我、你奶奶与你姑姑，都打。每次看到你奶奶哭，我们也抱着她哭。你奶奶为了我们，最后忍无可忍，跟你爷离婚了。我和你姑都是你奶带大的……”

因为父亲原生家庭离异，再加上家庭条件很差，姥姥、姥爷当时坚决不同意这门婚事，但母亲依然不顾家里的反对嫁给了他。如今我们生活的困境，正在不断加深母亲对自己选择这段婚姻的悔恨。

伴随着每天夜里父母喋喋不休的争吵，我开始出现失眠的症状。躺在床上几个小时也无法入睡。后来因为长时间沉浸在焦虑和低落的情绪之中，我开始出现语言障碍，无法正常跟人交流。

那时候我还是会经常被打到脸肿起来，每天起床第一件事就是要考虑自己该怎么出门去上学。

我印象特别深的是有一次，我在写数学卷子的时候不小心睡着了，母亲回来检查作业看到我只写了一半，二话不说，一脚踢翻了我坐的转椅。我的头一下子磕到了地上，随后就什么都不知道了。

父母忙于生计，根本没有觉察到我的变化。我也不敢告诉他们，我害怕会招来母亲的毒打，而父亲，我觉得他根本就不在意我。最令我绝望的是，每次母亲打我的时候，父亲只是在一边默默看着。就算我向他大喊“爸爸救救我”，他也不为所动。

父亲在成长过程中继承了奶奶性格中的隐忍和软弱，这就是他从他的家庭中学会的处理家暴的方式——逃避。

02
我想抹去原生家庭在我身上的烙印

因为要准备考试，母亲一直阻止我去排练室打鼓。我的焦虑无处宣泄，我们开始频繁吵架，直到她觉察到了我的情绪越来越不好，才勉强同意我可以抽时间去放松一下。

在去练团室的路上，我想起11岁时第一次尝试自杀的情形。

那一年，我上初中了。家里的经济状况每况愈下，父母的争吵越来越频繁，越来越激烈，父亲回家的次数越来越少，母亲因此变得日益焦躁。

那天母亲把对父亲的怨气迁怒到我身上，先是用语言疯狂侮辱我，后来开始往我脸上吐口水。我实在受不了了，冲动之下跑向阳台，试图翻窗跳楼。母亲冲上去一把将我拽了下来，慌乱中我看到了她当时眼中的难过和不舍。

我问她:“你为什么要救我？你真的想救我吗？”她没有说话。但我之后的生活并没有因为这一次的冲突有所改变。

我还是会在母亲办公室被她用椅子殴打到口吐鲜血。回班级的时候，同学们看到我衣服和鞋上的血迹，都会对我避之不及。他们会在背后数落我长相平庸，打扮土气，嘲笑我说不出话。我总是独自上学、放学，独自吃饭、学习。这样的日子贯穿了我整个中学时光。那时候我非常渴望改变现状，但是我不知道该怎么做，每天只觉得无力。

后来有一次，在高校工作的姑姑发现了我的异样。她跟母亲说，这孩子这样下去会抑郁的。但是母亲并不以为然，她只是报以礼貌的微笑，将姑姑的好意挡了回去，我就这么失去了可以治疗的机会，只能任由病情持续发展、恶化。

后来在我治疗的过程中，母亲曾告诉过我，其实她当时只是害怕，她觉得如果我不努力、不优秀，未来就会像父亲一样操劳奔波却一事无成。她觉得自己没有退路可走，只能用如此极端的方式来“为我好”。因此，我对她也就没有那么多的怨恨了。

很多时候我会想，如果我的家庭收入稳定，如果母亲是个温柔耐心的人，如果父母带我及时就医，该有多好。这样的话，我应该还会是那个穿着白衬衫在国旗下演讲的乖小孩。

可是，人生没有如果。

在接受心理咨询的过程中，每一次剖析自我和原生家庭时，我总能在我父母身上，看到他们家庭创伤的影子。而我总是企图通过努力，从自己身上抹去我父母的烙印。

在找到音乐之前，我一直都是靠绘画来宣泄情绪，试图靠画笔切断他们对我的负面影响。

那时候怕耽误我学习，父母不让我画，我就在书上偷偷临摹，画完再用橡皮擦掉。也是因为坚持画画让我的人生有了转机，最后父母同意让我通过绘画参加艺考，对他们来说，这样就有机会选择更好的大学。

我的整个高中生涯的周末都是在画室度过的。那里是一个崭新的环境，没有人知道我的过去。那些我被当众殴打、被同学排挤、被他人嘲讽的事情，没有人知道。

我想要重新开始，我渴望和人交流，于是我试着去主动结交新朋友。为了克服我的语言障碍，我坚持朗读报纸书刊，重新开始练习说话。当我小心翼翼地做出了第一步尝试后，他们很愉快地就接纳了我，还总是夸赞我真实又善良。

我开始期待周末，这样就能见到我的朋友们，能做我想做的事。我第一次在群体中有了归属感，我开始把画室当成我的家。

到了高三，我彻底脱离了学校生活，开始留在画室集训，这是我度过的最开心的一年。我可以和同学一起讨论午饭吃什么，平时在追什么动漫，可以去附近的公园玩耍、逛街。我们一起坐在楼顶晒太阳的时候，我会希望日子过得慢一点，再慢一点。

后来我以优异的成绩考入大学，学习了自己喜欢的设计专业。我的家人开始试图用经济控制我。微薄的生活费让我经常感到自卑，总是在同学面前极力掩饰自己的匮乏和不安，这是整个大学生涯最让我难以启齿的事情。但是在日常的一些共同花销上，同学们总会暗中帮助我。我还记得毕业那天，我收到了一只精致的小皮包，那是同学知道我舍不得买，于是悄悄买给了我，在离校前塞进了我的行李箱中。

大三那年我决定去悉尼留学，为了我的学费，父亲卖掉了他唯一的一点产业，这是他对我的事情最上心的一次。

整个大三、大四我都在为了作品集和绩点奔忙，最终我没有辜负自己和家人的期待，在毕业时收到了澳大利亚一所名校的录取通知书。那一刻，我觉得自己在大学期间的努力，终于得到了认可，我再也不会觉得，自己是父母口中不会学习的笨蛋了。

03
摇滚成为我的创伤修复良药

考完雅思第二天，一个同样患抑郁症的朋友拖着我去了医院。

“现在什么感觉？”

“没什么感觉，心里难受。”我说。

“心情怎么样？”

“一直没什么起伏。”我的语气也没什么起伏。

“到底是好还是不好？”

我犹豫了很久：“我不知道。”

由于长时间沉浸于痛苦中，我的情绪感知力早就麻木了。

医生一边听着我的叙述，一边用手指在键盘上飞快跳动，随后打印出了一沓文件，然后让我做了好几项测试和化验。那天，我拿到尚存油墨温度的确诊报告单时，心中莫名地轻松了起来。

报告单显示：重度抑郁。

拿着报告单、病历和药回到家，我尝试构想了一下，父母得知我病情以后的千万种可能性。思索再三后，我将报告单和病历撕掉扔在了楼下的垃圾桶里，把药藏进写字台的抽屉深处。

在母亲的认知里，我不应该拥有任何隐私。我和属于我的东西，都是她的所有物。母亲在我抽屉里找东西时发现了我藏的药，我隐瞒了十年的病情终于被她知晓了。但是让我意外的是，母亲并没有因此责骂、殴打我。那天晚上，她泪流满面地向我道歉。

在日后的相处中，我也从她的言行转变中切身感受到了她的后悔和歉意。

母亲开始带着我全国各地四处求医。她从医生口中得知我因为病程过长，已经难以治疗，只能靠长期服药维持，她对我表示了抱歉。每次从医院回家的路上，她会一边自责一边流眼泪。

在此期间，她开始有意地想要尽力去补偿我，她带我吃遍了家附近的美食，看了很多场电影，买了很多我喜欢的衣服，还带我去日本旅行。我享受到了以前从未有过的关爱，可惜我已经很难开心起来了。

后来到了澳大利亚，我的生活开始忙碌起来。我见到了形形色色的人和他们的生活方式，我对自己越来越坚定，我立志一定要活成自己想要的样子。

研究生的最后一学期，我鼓起勇气去学了架子鼓。当时很多人都不看好我，觉得都这么大了，别人都是从小学就开始学的。但是我还是坚持要去做我想做的事情，想去成为我想成为的人。

做鼓手是我在大学期间就种在心里的梦想。大学的第一个暑假，朋友带我第一次去音乐节玩，当我看到台上的摇滚乐手时，我惊讶于竟然有人可以这样活着。他们的生命在烈日下肆意绽放，我想像他们一样，在舞台上挥洒汗水，燃烧生命。

受摇滚乐和相关朋友的影响，我的个性也开始逐渐变得随性洒脱。

有次寒假回国，我和最喜欢的乐队主唱在西安一家Live house偶遇，我们喝酒，有一搭没一搭地交流着。在我刻意掩饰自己的紧张时，他突然问我："你想玩乐队吗？"我顿了一下说："我想做鼓手，但是我家人不会支持我。"我还记得他当时的那声轻叹。

临别前，他告诉我，想做什么，就去做吧！Take it easy。

后来我再也没有见过他。真希望以后我们再见面的时候，我可以骄傲地告诉他："我成了一名鼓手，有了自己的乐队，请你来看我们演出好吗？"

我从澳大利亚毕业回国后，开始着手组建乐队。经过一年时间技术上的成长和人员变动，我们有了一个较为稳定的团队——虫工合唱团，一个重金属乐队。这个奇怪的名字是贝斯手起的，为了纪念齐秦和虹乐队，我们固执地认为他们是国内重金属的先驱。看了数不清的金属乐现场和录像，每次回顾91狂飙演唱会现场录像时，我们都热血沸腾。

我那躁动不安、焦虑痛苦的生命，最终在音乐里找到了安放之地。

但我的病情并没有与我完全和解。我曾经因为冬季抑郁复发严重，暂停过一个月的排练。我的队友们知道我的情况后并没有给我任何压力，每天早上他们还会定时提醒我吃药。

在我为我们即将到来的一场重要演出做准备时，我接到了大学教师的入职通知，我终于成了一名老师。

但是事情总是不会太顺利。在站上讲台的前一天晚上，我因为备课压力太大而焦虑得整夜失眠，导致抑郁症复发。第二天我拿着医院的报告单和医生开的病假条向学校请假，领导对我说：“我批准，你好好休息，但是你去开个其他病的假条吧，不要让其他人知道。”他在用自己的方式保护我尽量不受到二次伤害。

通过长期坚持服药，我病情如今已经逐渐稳定。虽然现在的我，还会被抑郁留下的轻微语言障碍和焦虑紧张所困扰，压力大的时候病情依然会反复；但是走过泥泞的岁月，未来已没有什么能让我畏惧的了。

虽然我选择了和母亲相同的职业道路，但我绝不会重蹈她的覆辙。我努力去做一名温和且内心充满力量的老师，用知识和爱心来帮助我的学生。在我人生最困难的时候，我得到了他人的帮助，现在羽翼渐渐丰盈的我，想试着帮助他人。这是我生命的价值所在，这种价值感，让我感到满足。

现在的我，不论是站上讲台，还是坐在舞台后方，总是会想起当初在酒吧时偶像对我说的那句话：放轻松，想做什么，就去做吧。

演出当天，我独自一人坐在角落里喝酒，虽然我知道鼓手喝酒会影响整体的节拍稳定，但是为了掩盖自己的焦虑，我只能这么做。这种焦虑更多的是来源于潜意识的不自信，尽管我已经为演出做足了准备。

全场灯光暗下来，场下人头攒动。我随着节奏挥舞着手中的鼓棒，那一刻，身边的喧嚣、内心的焦虑逐渐离我远去。这就是我的世界，这就是我想要的生活。

当天演出非常成功，那是我心中唯一的一次“完美演出”。因为那天，有个女孩从外地特意赶来看我演出，现在她是我的女朋友，一直陪伴在我身边。

对于我的家人，我渐渐试着原谅并且放下了这段过往，因为我明白只有我选择放下过去，才能与自己更好地和解。我很感谢父母，他们最终选择接受了真实的、不完美的我。

感谢在我最困难的时候对我伸出援手的朋友和师长，没有你们，就很可能没有今天的我。更感谢我自己，凭借着巨大的毅力，走过了漫长而艰难的时光。

朋克摇滚题材漫画《NANA》的同名电影里，中岛美嘉饰演的大琦娜娜有一句台词："我的人生，本是一部三流电视剧，关于我黑暗的过去，别人怎么添油加醋都无所谓。但是，迈向光明的剧本，我要亲自书写。"这句话成了我后来人生的座右铭。

我今年26岁，这是我与抑郁症纠缠的第十六年。

我才26岁，我的生命还很长，我会尝试着尽兴度过未来的每一天。过去的就让它过去吧，明天还紧紧攥在自己手里。

撰文：小高

医生说：

看一个孩子的行为模式，基本上就能猜到他的父母是怎样的人。

家庭代际创伤是指会在一个家庭中，一代代不断传递下去的心理创伤。心理治疗师莫雷·鲍恩说：你呈现的不只是你自己，还有你从小成长的家庭；你当下的家庭模式，根植于原生家庭中没有解决的问题。

很多经历了创伤的父母，一般都情感冷漠，甚至会对孩子暴力相向。他们不在意子女的内心感受，要么对孩子极度忽视，要么要求孩子绝对优秀，否则就否定、贬低孩子。当子女们无意识地吸收了父母这些压抑的、没有处理的情绪之后，就会承袭父母情绪不稳定的人格，而难以拥有正常人际关系。

文中作者的母亲和父亲都从自己的原生家庭继承了一些创伤心理问题。母亲的强势后期因为父亲的无能和对孩子未来的忧虑不断放大，继而发展成为对孩子不间断的家暴。而父亲对于家暴的无动于衷和逃避完全复刻了自己原生家庭的模式。孩子在这样的家庭中长大，身体上的虐待加上情感上的忽视和虐待，将他推入抑郁症的深渊中。

原生家庭的代际创伤所带来的影响不可忽视，疗愈代际创伤也刻不容缓。

经历过创伤的人会极度缺乏安全感。那么疗愈代际创伤的第一步便是恢复受创伤者的安全感，包括身体安全感、环境安全感和人际安全感。如果原生家庭无法给你安全感，甚至还会剥夺你的安全感，那就尽可能地远离；多和跟自己志趣相投的人交朋友，多和愿意鼓励自己、善待自己的人待在一起；自己也要不断地给自己做心理建设，学会鼓励、关爱自己。

因为心理创伤患上抑郁症的患者，首先要接纳自己的抑郁情绪，学会跟自己的负面情绪坦然相处。除了基本的治疗外，可以通过运动、音乐、美术等疗愈性的活动来给自己的情绪一个出口。

对于父母，学会接受他们，要知道他们也是自己原生家庭问题的受害者。可以尝试和他们沟通并改变他们，但是也要认识到父母已经人到中年，思维方式和行为模式基本很难改变。每个人都有属于自己的命运，要尊重父母自己所选择的生命方式。与他们和解也是放过自己的一个途径。

心理学家阿德勒说：“幸福的童年治愈一生，不幸的童年用一生来治愈。”

每个独立个体的问题的背后都是原生家庭的问题，而当个体组建新的家庭后，又会开始产生和复制新的问题。一个个家庭又组成了我们的整个社会，所以，想要建立一个健康文明的社会，需要的是我们每一个人在这种问题的周而复始的无意识传递中，做出抵抗和改变。

今天个人改变的一小步，就是未来整个社会能变得更健康的一大步。

附　录　全国部分省市自治区心理援助热线

以下是全国部分省市自治区心理援助热线，如有求助需求，就近拨打。

省市 自治区	热线名称	电话号码	开通时段	所属机构
北京	北京市心理援助热线	010-82951332	24小时	北京回龙观医院
天津	天津市心理援助热线	022-88188858	24小时	天津市卫健委
河北	河北省心理援助热线	0312-96312	24小时	河北省第六人民医院
山西	山西省心理援助热线	0351-8726199	24小时	山西省精神卫生中心
辽宁	沈阳市心理援助热线	024-23813000	24小时	沈阳市精神卫生中心
吉林	吉林省心理援助热线	0434-5079510	24小时	吉林省神经精神病医院
黑龙江	哈尔滨市心理援助热线	0451-82480130	24小时	哈尔滨市第一专科医院
上海	上海市心理援助热线	021-962525-1	24小时	上海市精神卫生中心
江苏	苏州市心理援助热线	0512-65791001	24小时	苏州市心理健康协会
浙江	杭州市心理援助热线	0571-85029595	24小时	杭州市第七人民医院
安徽	合肥市心理援助热线	0551-63666903	24小时	合肥市第四人民医院
福建	福州市心理援助热线	0591-85666661	24小时	福州神经精神病防治院
江西	九江市心理援助热线	0792-8338111	8:00-22:00	九江市第五人民医院
山东	青岛市心理援助热线	0532-85669120	24小时	青岛市精神卫生中心
河南	河南省心理援助热线	0373-7095888	24小时	河南省精神卫生中心
湖北	武汉市心理援助热线	027-85844666	24小时	武汉市精神卫生中心
湖南	常德市心理援助热线	0736-7870909	24小时	常德市康复医院
广东	深圳市心理援助热线	0755-25629459	24小时	深圳市康宁医院
广西	广西自治区心理援助热线	0772-3136120	24小时	广西壮族自治区脑科医院
海南	海南省心理援助热线	0898-96363-1	8:00-12:00 14:30-17:30	海南省精神卫生中心
重庆	重庆市心理援助热线	023-96320-1	24小时	重庆市卫健委

续表

省市自治区	热线名称	电话号码	开通时段	所属机构
四川	成都市心理援助热线	028-87577510	24 小时	成都市第四人民医院
贵州	安顺市心理援助热线	0851-33252091	24 小时	贵航集团 302 医院
云南	昆明市心理援助热线	0871-65011111	24 小时	昆明市心理危机研究与干预中心
甘肃	甘肃省心理援助热线	0931-4921333	24 小时	甘肃省精神卫生中心
青海	青海省心理援助热线	0971-8140371	24 小时	青海省第三人民医院
新疆	石河子市心理援助热线	0993-2851261	24 小时	新疆石河子绿洲医院
内蒙古	内蒙古自治区心理援助热线	0471-12320-5	24 小时	内蒙古自治区第三医院